Dr. med. Maria Schiepeck · Dr. Anita Schweiger

Homöopathie für mein Kind

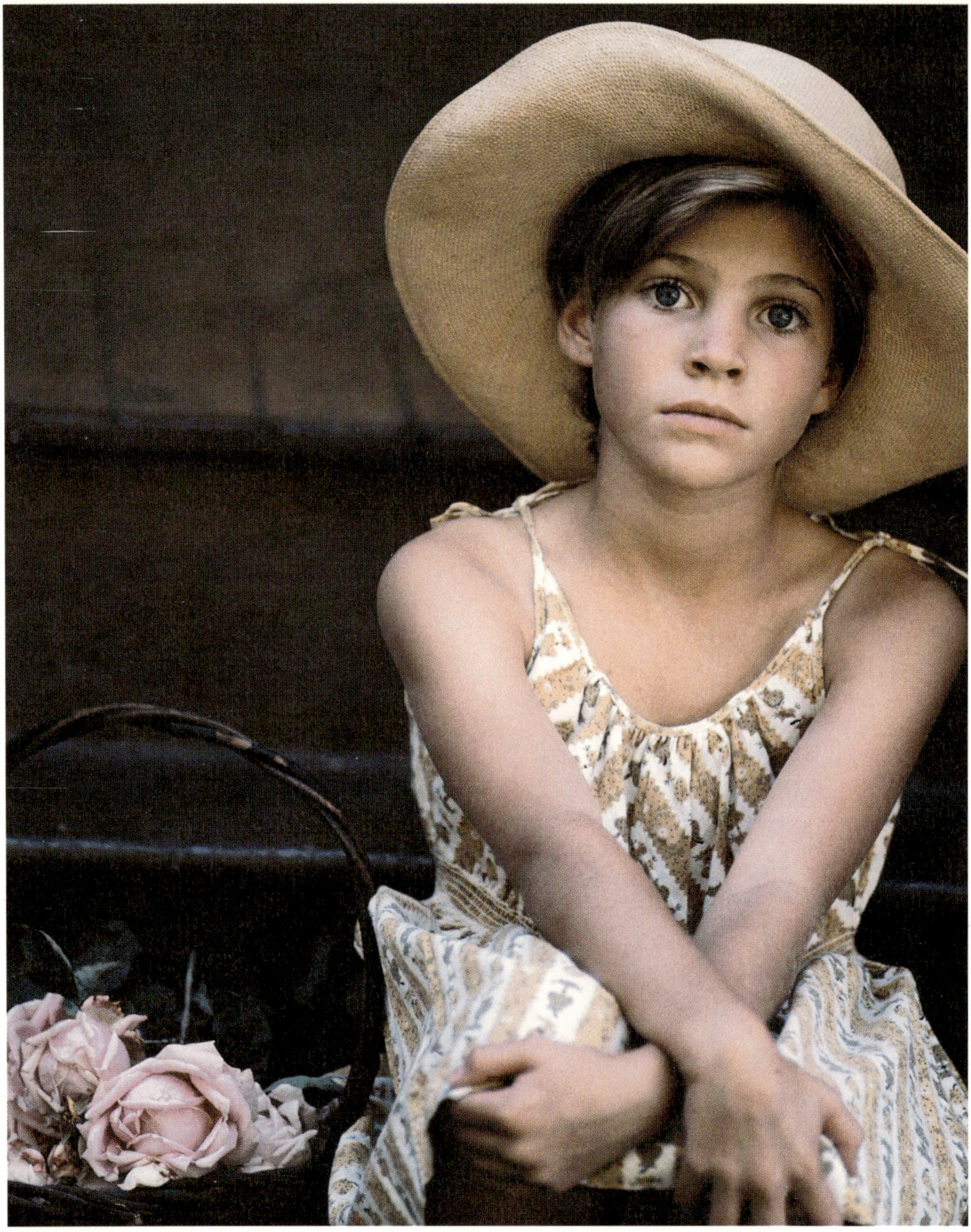

Dr. med. Maria Schiepeck · Dr. Anita Schweiger

Homöopathie für mein Kind

Kinderkrankheiten sanft vorbeugen und heilen

Bassermann

Inhalt

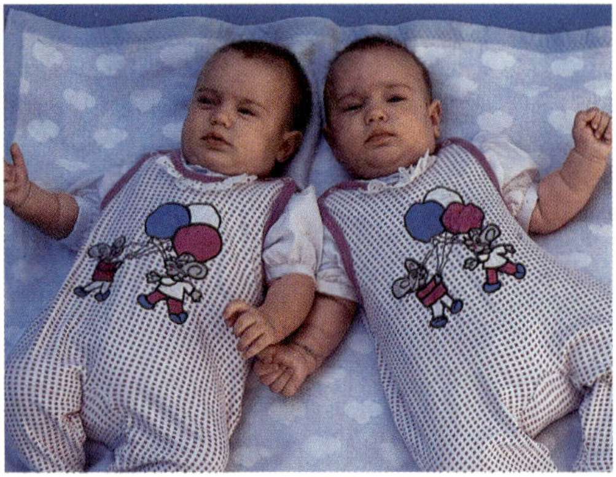

Schon im Säuglingsalter können Sie Ihr Kind mit homöopathischen Mitteln behandeln.

Kinderkrankheiten von A bis Z 42

Lachen aus vollem Halse: das beste Zeichen, dass Ihr Kind gesund ist.

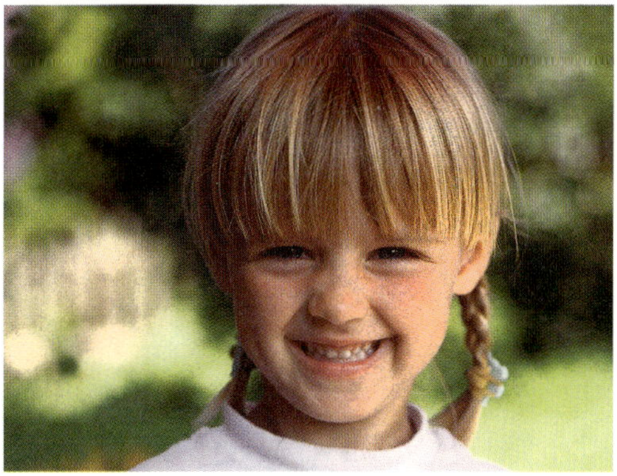

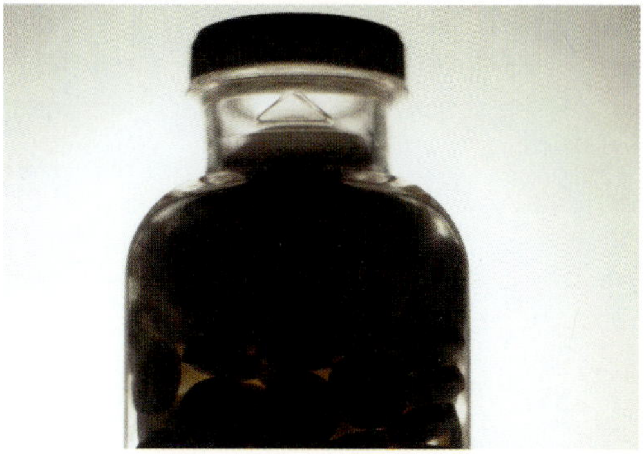

Ab Seite 108 erfahren Sie, welche Mittel unbedingt in eine homöopathische Hausapotheke gehören.

Die homöopathische Hausapotheke 108

Einführung

Das Prinzip der Homöopathie

Die Homöopathie ist eine Heilkunde, die der Arzt Samuel Hahnemann vor etwa 200 Jahren entwickelt hat. Ihr Behandlungsansatz unterscheidet sich grundlegend von dem der klassischen Schulmedizin.

Die Homöopathie will Krankheiten nicht mit Mitteln behandeln, die allein gegen die Symptome gerichtet sind, sondern die Selbstheilungskräfte des Organismus in Gang setzen. Auf diese Weise soll das Gleichgewicht, das für die Krankheitssymptome verantwortlich ist, wieder ins Lot kommen.

Die Homöopathie ist eine sanfte Behandlungsweise, die sich auch für Kinder ausgezeichnet eignet. Die Arzneimittel stärken die Selbstheilungskräfte des Körpers.

Ähnliches mit Ähnlichem heilen

In der Homöopathie wird der Kranke mit Mitteln behandelt, die beim Gesunden ähnliche Krankheitssymptome hervorrufen würden. Die Basis dieser Heilkunde ist: „Similia similibus curantur" (Ähnliches mit Ähnlichem heilen). Dieses Grundprinzip beruht auf einer Vielzahl von Arzneimittelprüfungen an Gesunden. Den ersten Versuch führte Hahnemann an sich selbst mit Chinarinde durch (Chinarinde wurde früher zur Behandlung von Malaria eingesetzt). Hahnemann entdeckte, dass die Chinarinde bei ihm die Symptome hervorrief, die sie bei den Kranken lindert, nämlich hohes Fieber, Schüttelfrost und große Schwäche. Durch dieses Erlebnis kam er auf die oben genannte Ähnlichkeitsregel.

Die Potenzierung

Hahnemann stellte auch fest, dass die unveränderten Ausgangssubstanzen teilweise heftige Reaktionen bei den Patienten hervorriefen. So experimentierte er mit Verdünnungen dieser Mittel. Im Laufe der Zeit kam er dann zu der Überzeugung, dass nur solche Zubereitungsformen wirksam waren, die bei der Verdünnung intensiv verrieben oder verschüttelt wurden. Diese so genannte Potenzierung ist eine weitere Besonderheit der Homöopathie – d.h. die stufenweise Verdünnung der Ursubstanzen. Hahnemann machte die Erfahrung, dass dieses Verfahren die Heilwirkung verstärkt.

Mehr als ein Plazebo

Besonders die hohen Potenzen, in denen sich rein rechnerisch kein Molekül des Wirkstoffs mehr befindet, sind Hauptangriffspunkt der Gegner der Homöopathie, die seit der Zeit Hahnemanns nicht weniger geworden sind. Dem kann man entgegenhalten, dass die homöopathischen Mittel tatsächlich wirken, und dass es sich dabei auch nicht um einen Placeboeffekt handelt. Ein Placebo kann zwar eine Wirkung hervorrufen, sie erschöpft sich aber nach kurzer Zeit – der Einfluss des homöopathischen Mittels dagegen erschöpft sich nicht, sondern er wird immer stärker.

Was genau die homöopathischen Mittel im Körper auslösen, ist bis heute unklar. Doch dass sie etwas bewirken, ist unumstritten. Und das Besondere an diesen Arzneimitteln ist, dass ihre Wirkung im Laufe der Zeit immer intensiver wird.

So wirkt die Homöopathie

Hahnemann war der Ansicht, dass im menschlichen Körper eine immaterielle, geistartige Lebenskraft waltet, die bei Krankheiten gestört ist, aber durch homöopathische Therapie wiederhergestellt werden kann. Moderne Ansätze gehen davon aus, dass die Information des homöopathischen Mittels durch die Verreibungen und Verschüttelungen an andere Moleküle, z. B. die des Trägerstoffes, übertragen und so wirksam wird. Viele Ärzte, die homöopathisch arbeiten, meinen, dass es nicht so wichtig sei, wie die Homöopathie Krankheiten heilt, sondern einzig und allein, dass sie dies tut. Dies steht auch für den Patienten im Vordergrund – und die Homöopathie hat es bereits in unzähligen Fällen unter Beweis gestellt.

Einführung

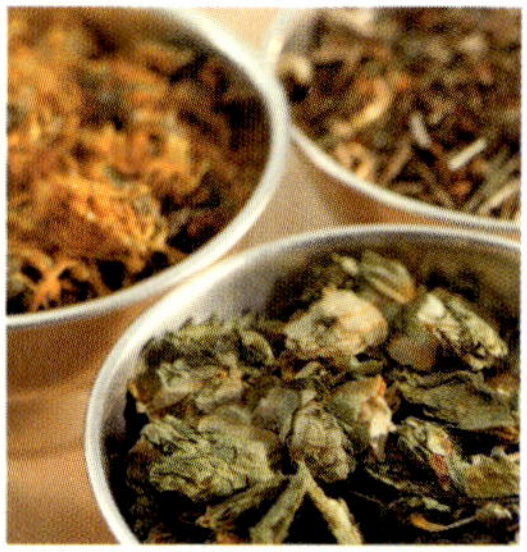

Aus Pflanzen werden die homöopathischen Mittel gewonnen.

Mit homöopathischen Mitteln kann man zwar zahlreiche, sehr unterschiedliche Krankheiten heilen, es gibt aber auch Fälle, in denen diese Heilkunde ungeeignet ist. Sie kann beispielsweise keine Mangelzustände beheben. Eine typische Mangelkrankheit ist Diabetes mellitus.
Die fehlende Substanz – Insulin – muss hier ersetzt werden. Auch chirurgische Fälle können nicht homöopathisch behandelt werden: Ein entzündeter Blinddarm muss operiert werden. Bei Tumorerkrankungen kann die Homöopathie allein nichts ausrichten. Eine Unterstützung für den geschwächten Körper kann sie allemal sein.

So entscheiden Sie sich für die richtige Behandlung

Störungen der Organfunktion sprechen gut auf homöopathische Mittel an.

Alle Beschwerden funktioneller Art sprechen gut auf homöopathische Mittel an. Gemeint sind Fehlregulationen von Organen oder Organsystemen, bei denen eine enge Beziehung der Störung zur Persönlichkeit des Betroffenen charakteristisch ist. Manche Menschen reagieren beispielsweise auf Ärger oder Stress mit Magenschmerzen oder Verdauungsbeschwerden, andere mit Störungen im Herzbereich bis hin zu Angina-pectoris-Anfällen, wieder andere mit Migräne oder Kopfschmerzen.
Auch psychosomatische Beschwerden oder Störungen des vegetativen Nervensystems lassen sich mit homöopathischen Arzneimitteln lindern. Als Beispiele seien Schlafstörungen oder Konzentrationsschwäche genannt.

Die Entscheidung für das geeignete Heilverfahren

Grundsätzlich sollte man in der Homöopathie – wie in jeder anderen Medizinrichtung auch – immer abwägen, wann eine allopathische (schulmedizinische), wann eine homöopathische Behandlung angezeigt ist. Wichtig ist: Je mehr Erfahrung jemand in der Homöopathie gesammelt hat, um so mehr Krankheiten kann er damit auch wirksam behandeln. Der Nutzen der Homöopathie wird größer, und das Risiko verringert sich.

Wie finde ich das richtige Mittel?

Die Anzahl homöopathischer Heilmittel ist seit der Zeit Hahnemanns um ein Vielfaches gestiegen, was die Auswahl nicht immer gerade leicht macht. Bei der Behandlung der gängigsten Kinderkrankheiten kann man allerdings mit einer überschaubaren Zahl verschiedener Mittel gut auskommen. Das nötige Wissen dazu vermittelt Ihnen dieses Buch.

Generell gilt: Je eigenartiger, spezifischer und auffälliger die Symptome einer Erkrankung sind, um so einfacher ist es, das passende Heilmittel zu finden. Sind die Symptome dagegen diffus, und lassen sie sich keinem Mittel richtig zuordnen, sollte auf jeden Fall ein erfahrener Homöopath aufgesucht werden.

In diesem Buch können wir Ihnen nur eine kleine Auswahl der insgesamt über 1500 homöopathischen Mittel vorstellen. In der täglichen Praxis als Eltern kranker Kinder werden Sie jedoch mit den in diesem Ratgeber beschriebenen Mitteln gut zurecht kommen.

Grenzen der Homöopathie

In diesen Fällen ist auf eine homöopathische Behandlung zu verzichten und ärztliche Behandlung nötig:

- **Operative Eingriffe**
- **Unfälle und notfallartige Zustände**
- **Hochakute Krankheiten, z.B. schwere Infektionen**
- **schwere Erkrankungen**
  (Die Selbstheilungskräfte des Körpers sind zusammengebrochen)

Die zwei Richtungen in der Homöopathie

Die klassische Homöopathie orientiert sich nicht nur an den aktuell auftretenden Symptomen, sondern betrachtet den Patienten in seiner Gesamtheit. Aufgrund dieses komplexen Ansatzes ist sie für die Selbstbehandlung nicht geeignet.

Im Wesentlichen lassen sich zwei Richtungen in der Homöopathie erkennen: Die klassische Homöopathie, die zunächst die Gesamtheit aller Symptome und Zeichen des Patienten betrachtet, und die symptomorientierte Homöopathie, bei der es darum geht, die Symptome einer Erkrankung zu erkennen, um ihnen dann das passende homöopathische Heilmittel zuzuordnen.

Die klassische Homöopathie

Um sich einen Eindruck von seinem Patienten zu machen, führt der klassische Homöopath beim ersten Kontakt meistens ein mehrstündiges Gespräch. In dieser aufwendigen, so genannten homöopathischen Anamnese, die vom Therapeuten viel Gespür verlangt, ermittelt er Eigenschaften eines Patienten, die noch nichts mit seiner Erkrankung zu tun haben.

Die charakteristischen Symptome

Nach Ermittlung der Symptome wählt der Homöopath aus ihrer Gesamtheit solche aus, die für den Patienten typisch sind, primär aber nichts mit dessen Erkrankung zu tun haben müssen. Sind etwa fünf bis zehn von solchen auffälligen, höher wertigen Symptomen vorhanden, kann der Homöopath sie in einem Lexikon, dem Repertorium, nachschlagen. Diesen Vorgang nennt man Repertorisation.

Die Auswahl des homöopathischen Mittels

In den Repertorien - davon gibt es eine ganze Reihe - sind die Symptome nach einer bestimmten Ordnung aufgelistet. Und man findet hier die Arzneimittel, bei deren Prüfung die gefragten Symptome aufgetreten sind. Nach einem Vergleich der Arzneimittelbilder entscheidet man, welches Medikament die Symptomatik des Patienten am besten abdeckt. Dann

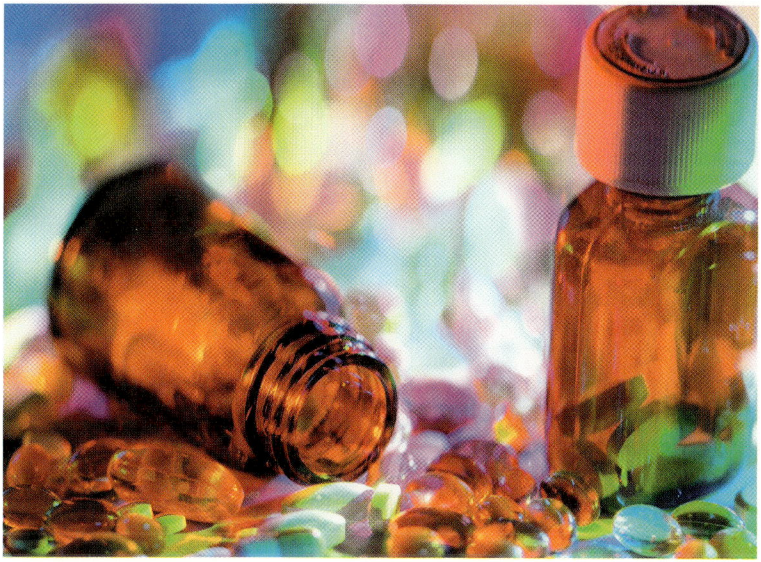

Die Entscheidung, ob eine Behandlung mit homöopathischen Mitteln oder durch die Schulmedizin besser ist, kann oft nur ein Arzt treffen.

müssen noch Potenzhöhe, Dosis und Dauer der Behandlung bestimmt werden. Da es für diesen Bereich keine allgemein gültigen Gesetzmäßigkeiten gibt, spielt die Erfahrung des Therapeuten hier eine überaus wichtige Rolle.

Eine Frage der Erfahrung

Es ist leicht verständlich, dass man einige Erfahrung braucht, um auf die besonderen Symptome zu stoßen, und davon ausgehend schließlich das richtige Arzneimittelbild zu finden. Dafür ist ein intensives Studium der Homöopathie erforderlich, und deshalb sollte man die Behandlung nach der klassischen Homöopathie einem geschulten Homöopathen überlassen. Es würde den Rahmen eines Elternratgebers sprengen, diesbezüglich Ratschläge zu erteilen. Deshalb lehnen sich die in diesem Buch vorgestellten Therapiemöglichkeiten an die symptomorientierte Homöopathie an. Zusätzlich werden aber auch Störungen bei Kindern genannt (z. B. Unruhe, Angst), die sich auf die entsprechenden Arzneimittelbilder beziehen können.

Zeigt die Selbstbehandlung keine Wirkung, muss das nicht bedeuten, dass die Homöopathie ungeeignet ist. In diesem Fall sollte ein Fachmann aufgesucht werden.

Die symptomorientierte Homöopathie

Eine andere Vorgehensweise, um das passende homöopathische Arzneimittel zu finden, ist die Auswahl nach Anwendungsgebieten, in der Fachsprache Indikationen genannt. Darunter versteht man die Verordnung eines Mittels nach dem Symptom, unter dem der Patient leidet. Der Behandelnde muss hier über eine genaue Beobachtungsgabe verfügen.

Die Behandlung nach Symptomen eignet sich für leichte Erkrankungen.

Erkennen der Symptome

Nehmen wir an, Ihr Kind leidet an Schnupfen. Dann müssen Sie erst einmal differenzieren, wie der Schnupfen gekennzeichnet ist – z. B. als wässriger Ausfluss oder durch einen plötzlichen Beginn, danach treffen Sie die Arzneimittelwahl. Dieser Homöopathie-Ratgeber ist nach solchen Symptombildern aufgebaut. Diese stark vereinfachte Form der klassischen Homöopathie hat allerdings nicht nur Vorteile. Ein Nachteil ist die Gefahr, dass man nicht mehr individuell, sondern mechanistisch behandelt. Aus diesem Grund ist dieses Verfahren bei gravierenden Gesundheitsproblemen nicht geeignet.

Wenn Ihr Kind die homöopathischen Mittel nicht gerne in flüssiger Form zu sich nimmt, können Sie sie ihm auch als Globuli verabreichen.

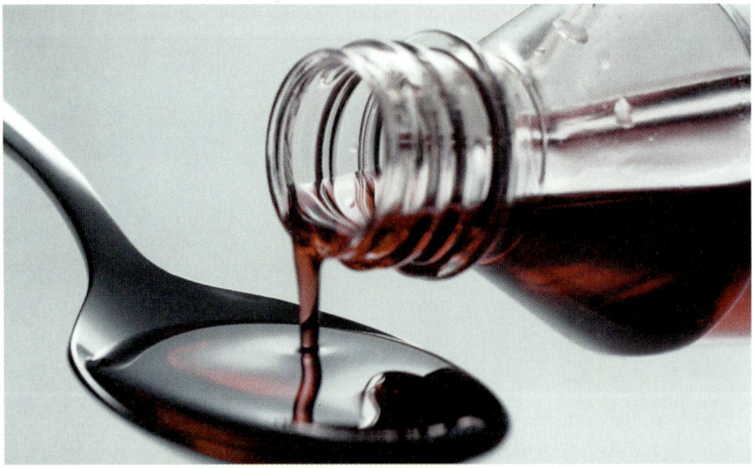

Die Potenzen in der Homöopathie

Die Auswahl der richtigen Potenz gehört zu den wichtigsten Voraussetzungen für eine wirksame Behandlung. Um Ihnen diese so einfach wie möglich zu machen, haben wir bei vielen Symptomen bewährte Potenzen angegeben, die in den meisten Fällen wirksam sind. In erster Linie werden 10er = Dezimalpotenzen (D) und 100er = Zentesimalpotenzen (C) verabreicht.

Die so genannten Potenzen der homöopathischen Arzneimittel werden durch mehrfaches Verdünnen mit Alkohol und durch anschließendes Schütteln gewonnen.

So finden Sie die richtige Potenz

Homöopathische Arzneimittel werden durch immer weiteres Verdünnen und Verschütteln gewonnen. Den Grad der Verdünnung gibt der Zusatz nach dem Namen an: D steht für die Verdünnung im Verhältnis 1: 10, C für die Verdünnung im Verhältnis 1: 100. Das bedeutet: Je größer die Zahl (z. B. D50), desto weniger Substanz enthält das Arzneimittel. Ab D23 bzw. C12 ist kein Molekül der Ursubstanz mehr in dem homöopathischen Arzneimittel nachweisbar. Dies erklärt auch, warum in der wissenschaftlichen Medizin gerade die homöopathischen Hochpotenzen, das sind Verdünnungen ab C15 bzw. D30, so umstritten sind. Da es fast unmöglich ist, pauschale Angaben zur Verwendung von Potenzen zu machen, soll daher Folgendes als Richtwert dienen:

Anwendung der Tiefpotenzen

Die Verdünnungen C1/D1 bis ca. C6/D12 finden in den folgenden Bereichen Anwendung:

- In der symptomorientierten Homöopathie nach „bewährten Indikationen“
- Bei organischer Vorschädigung
- Bei einer trägen Reaktionsweise des betroffenen Patienten. Die Anwendung ist allerdings begrenzt, weil niedrige Potenzen keine tiefgreifende Wirkung besitzen und die unangenehme Erstverschlimmerung der vorhandenen Symptome möglich ist.

Für die Selbstbehandlung Ihres kranken Kindes empfehlen wir Ihnen in der Regel mittlere Potenzen. Bei der Gabe von Hochpotenzen ist es ratsam, einen Arzt oder Homöopathen hinzuzuziehen.

Homöopathische Potenzen im Überblick

Dezimalpotenzen

D1	1 Teil Urtinktur und 9 Teile Trägerstoff
D2	1 Teil D1 und 9 Teile Trägerstoff
D3	1 Teil D2 und 9 Teile Trägerstoff
D4	1 Teil D3 und 9 Teile Trägerstoff
D30	1 Teil D29 und 9 Teile Trägerstoff

Centimalpotenzen

C1	1 Teil Urtinktur und 99 Teile Trägerstoff
C2	1 Teil C1 und 99 Teile Trägerstoff
C3	1 Teil C2 und 99 Teile Trägerstoff
C4	1 Teil C3 und 99 Teile Trägerstoff
C30	1 Teil C29 und 99 Teile Trägerstoff

Anwendung der mittleren Potenzen

Verdünnungen C6/D12 bis C15/D30:

- Sie nehmen eine Zwischenstellung ein.
- Sehr giftige Substanzen wie etwa Quecksilberverbindungen oder Phosphor („Phosphorus“) können erst in diesen Verdünnungen eingesetzt werden.

Anwendung der Hochpotenzen

Die Verdünnungen ab ca. C15/D30 werden vor allem eingesetzt bei folgenden Beschwerden:

- Funktionelle und psychische Störungen
- Langwierige chronische Erkrankungen

Die Anwendung dieser Potenzen sollte man nach Möglichkeit vorher immer mit einem erfahrenen Homöopathen absprechen, da dies eigentlich Gegenstand der klassischen Homöopathie ist, die eine entsprechende Vorbildung und viel Erfahrung erfordert.

Die Herstellung homöopathischer Arzneimittel

Die Ausgangsstoffe der Arzneimittel sind pflanzliche, tierische und mineralische Substanzen, die vor ihrer Verarbeitung – gemäß den Vorschriften des homöopathischen Arzneibuches – auf Identität, Gehalt und Reinheit geprüft werden. Im Anschluss werden die Ursubstanzen mit dem Trägerstoff verbunden. Die beiden wichtigsten Herstellungsformen für homöopathische Heilmittel sind die flüssige und die feste Zubereitung.

Flüssige Zubereitung

Hierbei handelt es sich um Ansätze mit Alkohol oder Ansätze mit destilliertem Wasser, die dann mit Alkohol konserviert werden. Die Pflanzenteile werden mit Alkohol übergossen. Dieser Ansatz bleibt dann mindestens fünf Tage stehen, damit der Wirkstoff in den Alkohol übergehen kann. Diesen Alkoholüberstand bezeichnet man als die Urtinktur. Sie wird später weiterverarbeitet, also potenziert.

Tierische Substanzen – wie Lachesis (Gift der Buschmeisterschlange) – werden ähnlich aufgeschlossen. Manche mineralische Stoffe – etwa Silizium – sind nicht in Alkohol oder Wasser löslich und müssen daher mechanisch verrieben werden.

In Deutschland finden heute hauptsächlich D-Potenzen Anwendung.

Das Hochpotenzieren

Der nächste Schritt ist das so genannte Hochpotenzieren. Dazu werden Urtinkturen verdünnt und verschüttelt. Zuerst wird aus ihnen eine Verdünnung hergestellt (d. h. 1 Teil Urtinktur, 9 Teile Alkohol). So entsteht eine D1-Potenz. Verdünnt man sie wiederum im Verhältnis 1:10, ergibt das eine D2-Potenz und so weiter. Nach jeder Verdünnung wird die Mischung zehnmal kräftig geschüttelt.

Hahnemann verwendete übrigens nur C-Potenzen (Verdünnung jeweils 1:100) oder LM-Potenzen (Verdünnung 1:50 000).

Durch das langandauernde, „innige" Verreiben der Arzneistoffe miteinander soll die Information des Wirkstoffes auf den Träger übergehen.

Feste Zubereitung

Bei dieser Form der Zubereitung ist Milch- oder Rohrzucker der Trägerstoff. Die auf dieser Basis hergestellten kleinen Kügelchen, auch Globuli genannt, sind die bekanntesten homöopathischen Zubereitungen. Wegen ihres angenehmen Geschmacks sind sie sehr gut für Kinder geeignet.

Bei der Herstellung wird eine entsprechende Verdünnungsstufe auf Zuckerkügelchen aufgetragen und verteilt. Anschließend wird alles getrocknet. Stoffe, die in Alkohol nicht löslich sind, werden mit Milchzucker verrieben und als Pulver verabreicht oder zu Tabletten gepresst. Manche Arzneistoffe muss man bis zu 100 Stunden lang verreiben, bis die entsprechende Teilchengröße erreicht ist.

Was Sie vermeiden sollten

Es gibt Mittel und Faktoren, die die Wirkung homöopathischer Arzneien schwächen. Während einer Therapie sollte Folgendes vermieden werden:

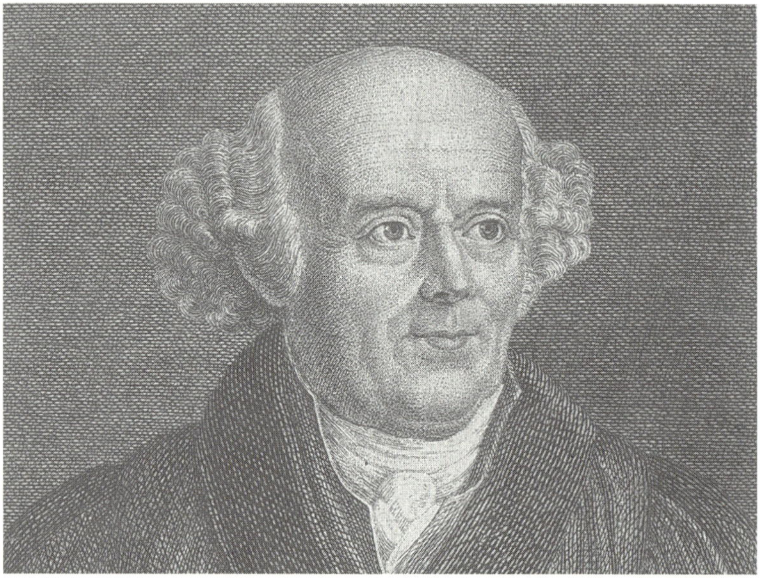

Der Arzt Samuel Hahnemann entwickelte vor rund 200 Jahren die ersten Ansätze der Homöopathie.

- ❖ Kampferhaltige Produkte.
  In Arzneimitteln zum Einreiben (z. B. gegen Erkältung) ist häufig Kampfer enthalten. Kampfer gilt als Antidot (Gegenmittel) zu allen homöopathischen Mitteln.
- ❖ Pfefferminztee und andere Substanzen, die Minze und Menthol enthalten (z.B. Zahnpasta, Mundwasser, Hustentropfen)
- ❖ Elektrische Heizdecken
- ❖ Füllungen und Zahnsteinentfernung beim Zahnarzt
- ❖ Koffeinhaltige Getränke

Um die Wirkung der Homöopathie nicht zu gefährden, sollte man einige Grundregeln beachten.

Hinweise zur Einnahme

▲ **Dem Kind das Mittel möglichst auf einem Löffel in den Mund geben.**

▲ **Eine Berührung des homöopthischen Mittels vermeiden.**

▲ **Kleinkindern kann man die Globuli mit einer Gabel zerdrücken, damit sich das Kind nicht verschlucken kann.**

▲ **Ältere Kinder können die Globuli unter der Zunge zergehen lassen, sie lutschen oder kauen.**

▲ **Ideal ist, wenn das Kind eine Viertelstunde vor und nach der Einnahme nichts isst, trinkt (außer Wasser), nicht Kaugummi kaut und keine Hustentropfen nimmt.**

Bei akuten Erkrankungen, z.B. fieberhaften Infekten oder Magen-Darm-Verstimmungen, ist die sonst empfohlene Einmalgabe nicht ausreichend. In diesen Fällen sollten Sie am Anfang alle fünf Minuten ein Kügelchen geben.
Tritt binnen einer Stunde keine Wirkung ein, haben Sie das falsche Mittel gewählt. Die weitere Therapie ist dann nicht sinnvoll. Sie sollten mit einem anderen Mittel nach derselben Methode weitermachen.

Homöopathie für Säuglinge

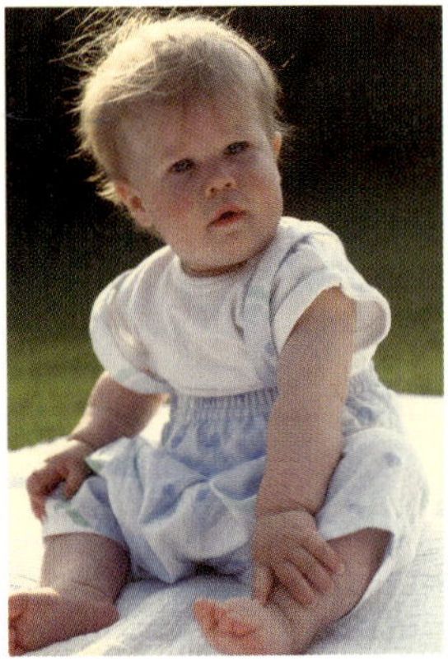

Je genauer Sie Ihr Kind beobachten, desto besser können Sie Symptome wahrnehmen.

Abhängig vom Alter des Kindes können ganz typische Beschwerden auftreten; im Säuglingsalter gehören beispielsweise Durchfälle oder Säuglingskoliken dazu. In vielen Fällen handelt es sich um Bagatellerkrankungen, die kein Grund zur Beunruhigung sind. Allerdings sollten Eltern immer beherzigen, dass sich aus jeder kleineren Störung eine ernsthafte Erkrankung entwickeln kann.

Bei Säuglingen ist es oft nicht so leicht zu erkennen, ob und wann sie Schmerzen haben. Wenn Sie nicht sicher sind, ob es sich bei den Symptomen nur um eine leichte Störung handelt, wenn Ihr Kind eingefallen wirkt, blass oder kurzatmig ist, dann sollten Sie einen Kinderarzt aufsuchen.
Nachfolgend finden Sie Beschreibungen von typischen Säuglingsbeschwerden sowie die entsprechenden homöopathischen Mittel mit denen man sie behandeln kann.

Die Beschreibungen der einzelnen Beschwerdebilder sind teilweise sehr differenziert – dadurch gelingt es Ihnen bestimmt, das richtige Mittel für Ihr Kind auszuwählen.

Durchfall

Durchfälle bei Säuglingen sind alterstypische Beschwerden, die in der Regel keinen Anlass zur Besorgnis bieten. Wenn der Durchfall länger als zwei Tage dauert, müssen Sie zum Arzt gehen.

Argentum nitricum D6: Durchfall beim Übergang von Muttermilch auf andere Nahrung. Der Stuhl ist schleimig bis blutig und färbt sich in der Windel grün. Das Kind hat starke Blähungen. Es nimmt gerne Süßes, das dann nicht vertragen wird.

Kopfgrind

Dermatitis seborrhoides oder Kopfgrind ist eine Erkrankung, die meist in den ersten drei Lebensmonaten auftritt. Die Ursache ist bis heute nicht genau geklärt. Möglicherweise liegt eine vermehrte Produktion der Talgdrüsen zugrunde. Meist treten während der ersten Lebenswochen bei den häufig aufgeschwemmt wirkenden Kindern zunächst am Kopf gelbe, grobe, fettige Schuppen auf. Diese Hautveränderungen können später auch in Hautfalten auftreten und sich dann auf den ganzen Körper ausweiten. Bei stärkerer Ausdehnung ist die Haut gerötet mit aufliegenden, gelblichen, fettigen Schuppen. Kopfgrind juckt meist nur wenig oder gar nicht.

Wenn sich der Kopfgrind über den ganzen Körper zu verbreiten beginnt, unbedingt einen Arzt aufsuchen.

Graphites D12: Es tritt ein gelbes, klebriges Sekret auf; es bilden sich Borken, übler Geruch beim Ablösen. Die Lymphknoten können geschwollen sein. Wenig oder kein Juckreiz. Auftreten am behaarten Kopf, hinter den Ohren, Hautfalten, Gelenkbeugen, Lidern.

Allgemeine Maßnahmen

Vermeiden Sie fettende Salben und häufiges Waschen mit Seife.

- Machen Sie Ihrem Kind handwarme Bäder und Waschungen mit entzündungshemmenden Zusätzen wie Haferstrohextrakt, Weizenkleieextrakt oder Ölen.

Milchschorf

Diese Hauterscheinung ist oft Vorläufer der Neurodermitis (atopisches Ekzem). Milchschorf entsteht meist im zweiten bis dritten Lebensmonat, wobei bevorzugt die seitlichen Gesichtspartien und die Kopfhaut befallen werden. Auch Unterarme, Hände und Handgelenke können betroffen sein. Es tritt starker Juckreiz auf, später sind Kratzspuren typisch.

Sulfur wird aus einer bestimmten Form des Schwefels gewonnen. Es ist eines der wichtigsten homöopathischen Heilmittel.

Hilfe bei Hauterkrankungen

▲ **Bei allen entzündlichen Haut- und Schleimhautkrankheiten lohnt sich ein Versuch mit Cardiospermum, das aufgrund seiner Wirksamkeit auch als „homöopathisches Kortison" bezeichnet wird.**

Homöopathie bei Milchschorf

Neben einer Konstitutionsbehandlung, die von einem Arzt oder Homöopathen durchgeführt werden sollte, kann der Milchschorf wie andere stark juckende Hauterkrankungen behandelt werden. Bei akutem Schub gibt man Sulfur D8 bis D30 und Cardiospermum D3.

Juckende Hauterkrankungen (Pruritus)

Diese Gruppe von Hauterkrankungen ist durch starken Juckreiz gekennzeichnet. Die Hautveränderungen können nessel-, papelartig oder knötchenartig sein. Die Haut ist trocken, spröde, rissig. Ausschläge können trocken oder feucht sein. Das Kind macht trotz guter Pflege einen ungepflegten Eindruck. Der Juckreiz ist sehr heftig. Wärme, Waschen sowie Kleidung aus Wolle führen oft zur Verschlimmerung.

Sulfur D8 bis D30: Das am häufigsten angezeigte Mittel bei Säuglingen. Mit tieferen Potenzen (D8) beginnen und diese öfter geben (dreimal täglich), dann langsam auf höhere Potenzen übergehen, die seltener zu geben sind. Wenn der Behandlungserfolg bei niedrigen Potenzen ausbleibt, am besten einen Arzt oder Homöopathen hinzuziehen.

Säuglingskoliken

Bauchschmerzen können eine Vielzahl von Ursachen haben. Meist lässt sich eine organische Störung nicht finden. Auch ist bis heute nicht genau bekannt, was die so genannten Säulings- oder Dreimonatskoliken auslöst. Kennzeichen sind anhaltendes Schreien, krampfartiges Krümmen und Überstrecken des Körpers sowie große Unruhe; manchmal ist auch der Bauch gebläht. Häufig beginnen die Säuglingskoliken zwischen der vierten und achten Lebenswoche, dauern mehrere Wochen an und hören dann plötzlich wieder auf. Vereinzelt können sie aber bis ins zweite Lebensjahr hinein auftreten. Sie kommen oft in den Nachmittags- und Abendstunden vor. Betroffen sind gleichermaßen Säuglinge, die gestillt werden und Babys, die Flaschennahrung erhalten. Allerdings hat bei manchen Kindern, die gestillt werden, die Nahrung der Mutter einen gewissen Einfluss. Daher sollte während der Stillzeit auf blähende Gemüsesorten, z.B. Bohnen oder Linsen verzichtet werden. Bei Flaschenkindern könnte eine Kuhmilchunverträglichkeit vorliegen. Hier lohnt sich der Versuch, vorübergehend auf Hydrolysatnahrung umzustellen.

Störungen im Gedeihen geben Hinweise auf eine organische Ursache bei Säuglingskoliken.

Homöopathie bei Säuglingskoliken

Belladonna D12: Koliken treten anfallartig auf. Der Säugling hat einen roten Kopf, heiße feuchte Haut, geweitete Pupillen.

Carbovegetabilis D6 bis D12: Die Beine sind bis hoch zu den Knien kalt (wenn Carbo vegetabilis angezeigt ist, muss dieses Symptom vorhanden sein). Der Säugling hat einen Trommelbauch, sein Gesicht ist blass. Er schreit schon während des Trinkens. Das Bäuerchen kommt erst lange Zeit nach der Mahlzeit, bis dahin ist das Baby unruhig.

Chamomilla D6: Der Säugling schreit laut und hemmungslos, zieht die Beine an, krampft sich zusammen. Ein Herumtragen beruhigt nur kurze Zeit. Der Kopf ist heiß, rot, feucht.

Koliken sind häufig von anhaltendem Schreien begleitet und fordern viel Kraft von Kind und Eltern.

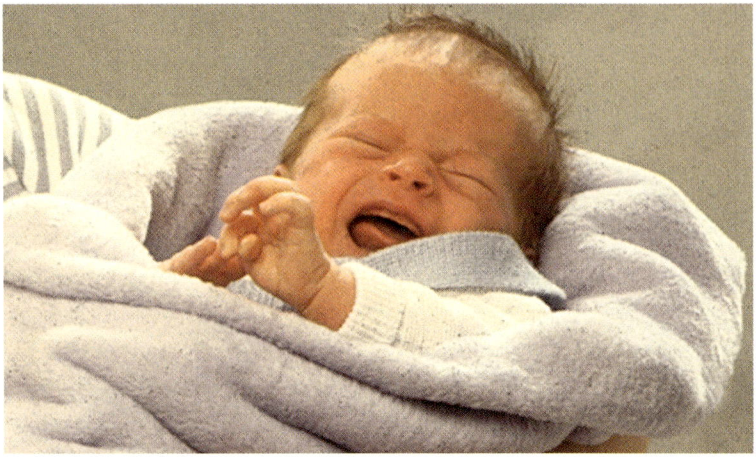

Lycopodium D6: Der Säugling schreit vorwiegend zwischen 16 und 20 Uhr, stößt mehrfach auf. Wenn Blähungen abgehen, ist die Besserung nur für kurze Zeit. Der Urin ist rötlich, der Stuhl hart und trocken.

Magnesium carbonicum D6: Ist vor allem bei Stillkindern angezeigt. Typisch ist ein wütendes Schreien. Der Schweiß riecht säuerlich. Die Beine werden an den Bauch gezogen.

Magnesium muriaticum D4: Wie Magnesium carbonicum, der Stuhl ist aber hell und bröckelig.

Für Babys ist ein Schnupfen besonders unangenehm: Weil sie meist nicht durch die Nase atmen können, haben sie Schwierigkeiten beim Trinken – aus der Flasche wie beim Stillen.

Säuglingsschnupfen

Das Niesen in den ersten Lebenswochen ist kein Zeichen einer beginnenden Erkältung, sondern eine ganz normale physiologische Reaktion; hier besteht also kein Behandlungsbedarf. Anders ist es bei dem typischen Säuglingsschnupfen. Dabei hat das Baby eine trockene, verstopfte Nase, was das Trinken und damit das Gedeihen des Kindes beeinträchtigt.

Homöopathie bei Säuglingsschnupfen

Es stehen zwei Mittel zur Auswahl, je nachdem, ob Nasensekret abgesondert wird oder nicht.

Sambucus niger D4 bis D12: Dies ist die homöopathische Zubereitung aus schwarzem Holundersaft. Der Säugling kann mit verstopfter Nase nicht trinken. Er schnieft viel, es kommt aber nichts aus der Nase. Nachts gibt es eventuell Erstickungsanfälle, beim Einatmen ein pfeifendes Geräusch. Die Haut ist im Schlaf trocken und heiß. Holundertee wirkt schweißtreibend. Trockene, kalte Luft um Mitternacht wirkt verschlimmernd.

Natrium sulfuricum ab D12: Symptome sind ähnlich wie bei Sambucus niger, das Sekret ist aber grün-gelb.

Schreikinder, unruhige Säuglinge

Babys sind sehr unterschiedlich, auch bezüglich ihres Schreiverhaltens. Für das Neugeborene ist das Schreien die einzige Ausdrucksmöglichkeit, wie es auf seine Bedürfnisse aufmerksam machen kann. Beispielsweise kann ein Baby brüllen, weil es Hunger hat, weil es Nähe möchte oder einfach weil es ihm langweilig ist. In den ersten zwei Lebenswochen gilt pro Tag eine Gesamtschreizeit von 1¾ Stunden als normal. Von der 6. bis zur 12. Woche schreien „normale" Babys 2¾ Stunden pro Tag, ab dieser Zeit sinkt die Schreidauer wieder. Als behandlungsbedürftige „Schreihälse" gelten also nur Babys, die länger als drei Wochen lang an mehr als drei Tagen der Woche länger als drei Stunden schreien. Dies tun in den ersten drei Lebensmonaten ca. 15 % aller Babys, später 5 %.

Eltern von Schreikindem machen sich schnell Vorwürfe. Meist liegt diese Disposition aber nicht am Elternhaus.

Homöopathie für Schreikinder

Belladonna D12: Belladonna- und Chamomillakinder sind schwer zu unterscheiden. Erstere schreien weniger, die letzteren sind möglicherweise etwas zarter. Auffälligste Merkmale sind das rote Gesicht und der warme Schweiß auf der Stirn. Der Schlaf ist oberflächlich. Abends, vor allem zwischen 20 und 22 Uhr, verschlimmern sich die Symptome.

Die Ursache für Soor ist immer ein geschwächtes Abwehrsystem des Körpers. Homöopathische Mittel helfen, das Abwehrsystem wieder zu stärken und das natürliche Gleichgewicht im Mund-Rachen-Raum wiederherzustellen.

Chamomilla D6: Dieses Mittel ist angebracht bei Zahnen, oder wenn das Kind unerträglich schrill schreit. Der Kopf ist rot, das Kind schwitzt. Nachts verschlimmern sich die Symptome; Herumtragen, Hin- und Herwiegen lindern sie. Kindern, die Kamillentee nicht vertragen oder nach der Einnahme noch stärker schreien, sollte man Chamomilla erst ab D12 geben.

Cuprum D30: Wichtigstes Mittel. Falls das Kind nicht innerhalb von 24 Stunden ruhiger ist, kann eine höhere Potenz – am besten vom Homöopathen – gegeben werden.

Kalium bromatum D6 bis D12: Das Kind hat auffallend unruhige Hände, manchmal sogar Kratzspuren im Gesicht. Schreit abends, vor allem zwischen 18 und 21 Uhr.

Lycopodium D12: Das Kind hat viele Blähungen. Es trinkt abends schlechter und schreit vor allem zwischen 16 und 20 Uhr.

Soor oder Mundschwämmchen

Durch die Besiedelung mit dem Pilz Candida albicans kommt es zu weißen, flächen- oder punktförmigen Belägen auf der Mundschleimhaut, was als Soor oder Mundschwämmchen bezeichnet wird. Die Beläge lassen sich meist abstreifen und sind auf der Wangenschleimhaut leicht zu erkennen. Selten können auch der tiefe Rachenabschnitt und sogar die Speiseröhre befallen sein, insbesondere, wenn eine Abwehrschwäche besteht.

Ursachen der Pilzbesiedelung

Soor kann Folge einer Behandlung mit Antibiotika sein, durch die sich die natürliche Flora der Mundschleimhaut verändert und pathogene Keime und Pilze die Oberhand gewinnen. Bei Neugeborenen ist ein Candidabefall der Mundschleimhaut Folge einer Pilzbesiedelung der Vagina der Mutter. Dehnen sich die Beläge in den Rachenraum aus, sollte man auf alle

Fälle den Kinderarzt aufsuchen. Dies gilt auch, wenn sich nach dreitägiger Selbstbehandlung keine Besserung zeigt.

Homöopathie bei Soor oder Mundschwämmchen

Acidum muriaticum D6: Von einem entzündlichen Randsaum umgebene grauweiße Beläge. Es besteht eine Abneigung gegen jede Nahrungsaufnahme.

Borax D4: Wichtigstes Mittel. Die Säuglinge trinken nur immer ein paar Schlucke, fangen dann an zu schreien, sind unruhig und ängstlich. Die weißen Beläge sind von einem roten Hof umgeben. Ältere Kinder sind furchtsam und empfindlich, sie weinen bei jeder Gelegenheit.

Wenn sich die weißen Beläge auf größere Flächen im Mund-Rachen-Raum ausdehnen, müssen Sie einen Kinderarzt aufsuchen.

Speikinder

Es besteht kein Grund zur Besorgnis, wenn der Säugling mehrmals täglich kleinere oder auch größere Nahrungsmengen wieder von sich gibt, das Kind aber sonst gut gedeiht.

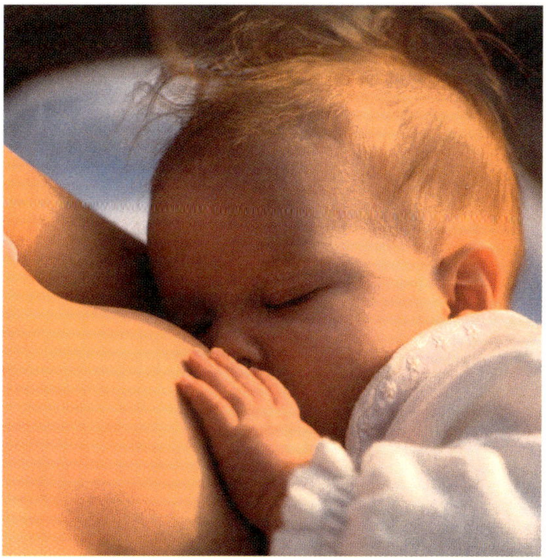

Während der Stillphase ist es ratsam, auf Zitrusfrüchte und blähende Gemüsesorten weitgehend zu verzichten.

Erschrecken Sie nicht, wenn Ihr Säugling regelmäßig nach dem Trinken kleinere Mengen Milch wieder von sich gibt – wenn Ihr Kind ansonsten gut gedeiht, ist dies völlig normal.

Erbrechen als Krankheit erkennen

Das echte Erbrechen ist klar vom Speien oder Spucken zu unterscheiden. In folgenden Fällen sollten Sie sofort zum Arzt gehen:

- **Das Erbrechen tritt direkt nach dem ersten Fütterungsversuch auf.**
- **Der Säugling erbricht schwallartig.**

Eltern sollten immer bedenken, dass sich auch eine mitunter schwere Infektionskrankheit bei kleinen Kindern häufig mit Erbrechen ankündigt.

Homöopathie für Speikinder

Baptisia D6 bis D12: Das Kind erbricht nach den ersten Schlucken, behält aber die spätere Nahrung.

Belladonna D12: Das Kind erbricht oft während des Schlafs (im ersten Schlaf), es trägt Schweiß auf der Stirn.

Cuprum D30: Bei Flaschennahrung und wenn Erbrechen seit der Geburt besteht. Meist genügt eine Gabe, die Wirkung sollte sofort eintreten.

Ignatia D12: Die Flaschennahrung wird abgelehnt oder erbrochen. Ältere Säuglinge nehmen gerne schwer verdauliche, nicht altersgemäße Speisen.

Magnesium carbonicum D4: Bei Stillkindern, wenn das Erbrochene nicht sauer riecht. Mutter und Kind nehmen das Mittel 20 Minuten vor der Mahlzeit.

Verstopfung

Eine Ursache von Verstopfung bei Kindern, die gestillt werden, kann sein, dass die Menge an Muttermilch nicht ausreichend ist. Dann behebt allein das Zufüttern die Verstopfung. In manchen Fällen hilft es auch, wenn man eine Messerspitze Salz in die Flasche gibt. Wenn die Verstopfung trotz Ihrer Behandlung nicht besser wird oder erneut auftritt, sollten Sie einen Arzt oder Homöopathen aufsuchen.

Homöopathie bei Verstopfung

Magnesium muriaticum D4: Der Stuhl ist bröckelig, hell und trocken. Dies ist das Hauptmittel bei Kindern, die noch gestillt werden und bei denen die Ursache für die Verstopfung nicht die zu geringe Menge an Muttermilch ist.

Natrium muriaticum D12: Der Stuhl ist trocken, die Kinder sind mager, besonders am Hals. Sie haben viel Durst.

Windeldermatitis

Die Säuglingshaut ist noch dünn, empfindlich und nicht voll entwickelt. Feuchte Windeln, Plastik- oder Gummihöschen schaffen ein feucht-warmes, luftdichtes Mikroklima und verstärken die Hautreizungen, die von Urin oder Stuhl verursacht werden. Es entwickelt sich manchmal eine Windeldermatitis, die auch häufig – ähnlich wie der Milchschorf – als Vorbotin einer Neurodermitis angesehen wird.

Bei Windeldermatitis hilft auch die Wahl der richtigen Windel: Ideal sind Einmalwindeln aus Papier. Wichtig ist auch, keinen Puder zu verwenden.

Homöopathie bei Windeldermatitis

Acidum benzoicum D3: Bei stechendem Urin. Bewährt bei Säuglingen.

Chamomilla D6: Die Windeldermatitis tritt während der Zahnung auf. Das Kind ist unleidlich und möchte immer hin und her getragen werden.

Thuja ab D3 bis D6: Die Windeldermatitis nach einer Impfung.

Für das zahnende Kind ist es sehr wohltuend, wenn es auf harten Gegenständen herumbeißen kann: Geben Sie ihm ruhig harte Brotrinden oder rohe Karotten.

Allgemeine Maßnahmen

- Lassen Sie das Kind öfter mal ohne Höschen frei strampeln.
- Trocknen Sie den Gesäßbereich mit einem Fön (mindestens 50 Zentimeter Abstand!).
- Wechseln Sie häufig die Windeln.
- Verzichten Sie bis zur Besserung auf Plastikwindeln.

Zahnungsbeschwerden

Manche Kinder haben keine größeren Beschwerden, wenn sie Zähne bekommen, manche leiden entsetzlich und ihre Eltern mit ihnen. Die Kinder haben Schmerzen, manchmal Fieber, schreien nachts, schlafen unruhig und sind quengelig. Häufig beißen die Kinder in ihre Fäuste oder in irgendwelche Gegenstände. Bis alle Milchzähne vollständig vorhanden sind, können bei jedem neuen Zahn immer wieder Beschwerden auftreten. Durchfall ist ein häufiges Begleitsymptom bei zahnenden Kindern.

Hat das Kind mehrere Tage lang Fieber oder sind Sie unsicher, ob die Beschwerden tatsächlich auf das Zahnen zurückzuführen sind, sollten Sie einen Kinderarzt aufsuchen.

Zwischen dem 6. und 30. Lebensmonat bekommen Kinder kontinuierlich ihre Milchzähne. Vom 6. bis zum 9. Monat wachsen die beiden unteren Schneidezähne, die oberen tauchen zwischen dem 9. und 13. Lebensmonat auf. Es folgen die seitlichen Schneidezähne, zuletzt die Eck- und Backenzähne.

Homöopathie bei Zahnungsbeschwerden

Belladonna D12: Das Zahnfleischkissen ist dick, hochrot und glänzt. Das Kind hat Fieber und ist unruhig. Das Gesicht ist rot angelaufen und heiß. Durch Berührung und vor Mitternacht verschlimmern sich die Symptome. Das Kind hat kaum Durst.

Chamomilla D6 bis D12: Nur eine Wange ist rot und heiß,die andere Wange ist blass und kalt. Das Kind ist unleidlich, quengelig und empfindlich gegen Berührungen. Es hat grünen, schleimigen Durchfall, mitunter auch Blähungen und Bauchschmerzen. Nachts und durch Wärme verschlimmern sich die Symptome, durch Herumtragen bessern sie sich vorübergehend.

Ferrum phosphoricum D12: Das Zahnfleischkissen ist ähnlich wie bei Belladonna dick, hochrot und glänzend. Das Kind hat Fieber und Durchfall und es leidet an großer Unruhe. Das Gesicht kann blass oder rot sein. In der Nacht verstärken sich die Beschwerden gewöhnlich.

Podophyllum D4: Beide Backen sind rot, die Kiefer werden immer wieder fest aufeinander gepresst. Das Kind hat übelriechenden Durchfall, der in großen Mengen und sehr heftig abgeht. Anders als bei Chamomilla sind hier die Stühle eher gelb und schleimig.

Zahnende Kinder können häufig recht unleidlich sein. Versuchen Sie trotzdem, geduldig und einfühlsam zu reagieren. Vielleicht hilft es ja, wenn Sie sich an Ihre letzten Zahnschmerzen erinnern...

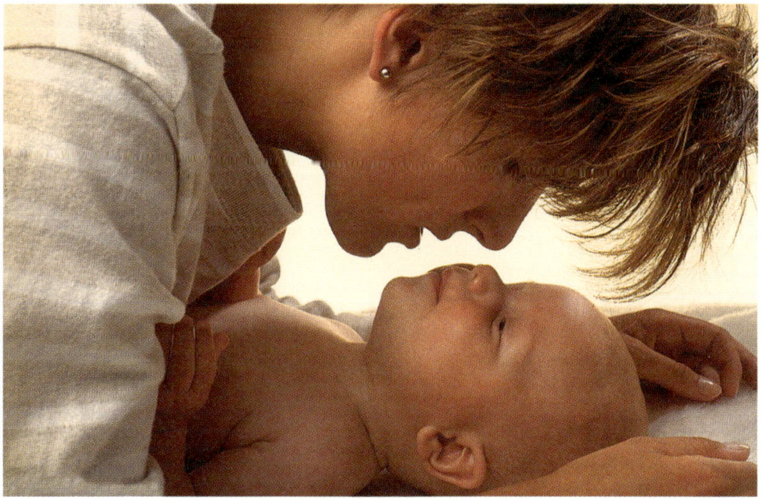

Egal, woran Ihr Kind erkrankt ist – Zuwendung und Halten hilft immer.

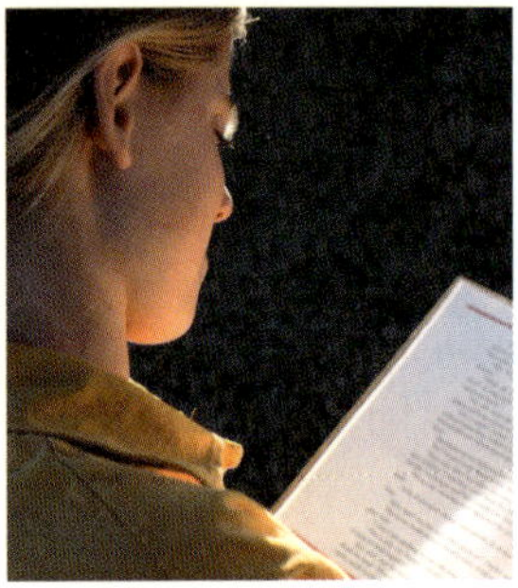

Die Schule stellt Kinder plötzlich vor ganz neue Anforderungen.

Viele Kinder kommen mit dem Schulbesuch zum ersten Mal mit dem „Ernst des Lebens“ in Kontakt. Für manche bedeutet das leider auch Phänomene wie Angst, Stress und Überforderung kennen zu lernen.

Homöopathie für Schulkinder

Die meisten Probleme, die in Verbindung mit dem Schulbesuch auftreten, sind seelischer Natur. Homöopathische Arzneimittel können hier also gute Dienst leisten, denn sie wirken auf die Psyche ein. In ernsteren Fällen sollten Sie aber einen erfahrenen Homöopathen aufsuchen, der das richtige Konstitutionsmittel für Ihr Kind auswählt.

Wir haben den Schulkindern ein eigenes Kapitel gewidmet, weil man ihre Probleme eigentlich immer vor dem schulischen Hintergrund betrachten muss.
Andere Beschwerden, wie Probleme mit den Augen oder Kopfschmerzen, können aber auch aus Überanstrengung resultieren. Deshalb sollten Sie vom Augenarzt abklären lassen, ob Ihr Kind möglicherweise eine Brille braucht.
Im Folgenden werden die Symptome verschiedener Krankheitsbilder beschrieben sowie die entsprechenden homöopathischen Arzneimittel.

Ängstlichkeit

Je nach Stärke der Symptome wird hier eine homöopathische Behandlung allein nicht ausreichen. Wenn Ihr Kind wiederholt unter Angstattacken leidet, sollten Sie Ihren Kinderarzt fragen, ob er eine psychologische Behandlung für sinnvoll hält.

Homöopathie bei ängstlichen Kindern

Aconitum D30: Kinder, die dieses Mittel brauchen, sind schreckhaft und leiden unter der für Außenstehende oft unbegründeten Angst, dass etwas Furchtbares passieren könnte. Als Folge kann auch Durchfall auftreten.

Argentum nitricum D12: Angst vor schwierigen Aufgaben oder Prüfungen. Das Kind bekommt Durchfall vor Klassenarbeiten und leidet morgens vor der Schule unter Bauchschmerzen. Es hat große Angst, dass etwas schief gehen könnte oder es die Leistung nicht erbringen kann.

Wenn Gelsemium das geeignete Mittel ist, fühlt sich Ihr Kind wie betäubt und macht einen benommenen Eindruck.

Arsenicum album D15: Diese Kinder sind ängstlich und unruhig, besonders dann, wenn eine außergewöhnliche Leistung von ihnen erwartet wird.

Gelsemium D12: Das Kind hat Angst vor Prüfungen und allen öffentlichen Auftritten. Dadurch verliert es z. B. die Stimme, leidet an Schlaflosigkeit und hat Durchfall vor Klassenarbeiten. Nicht selten Zittern, auch die Stimme kann zittrig sein.

Phosphorus D12: Das Kind ist zwar intelligent, wird aber durch geistige Arbeit schnell erschöpft. Phosphorus eignet sich zur Therapie von Konzentrationsschwäche bei ängstlichen und nervösen Kindern, die nicht allein sein wollen. Auch Schlafstörungen treten häufig auf. Das Kind sehnt sich nach Gesellschaft und Zuneigung. Es neigt zur Angst vor Dunkelheit, Krankheit, Donner, vor dem Alleinsein und vor „ekelhaften“ Tieren wie Spinnen.

Augenbeschwerden

Tritt eine Bindehautentzündung nach intensivem Lesen und Lernen auf, muss zuerst überprüft werden, ob das Kind vielleicht kurz- oder weitsichtig ist oder ob das Arbeitslicht im Kinderzimmer zu schwach ist. Ist dies ausgeschlossen, können homöopathische Mittel Abhilfe schaffen.

Wenn Sie Anteil an den Schularbeiten Ihres Kindes nehmen, können Sie ihm helfen, Angst abzubauen.

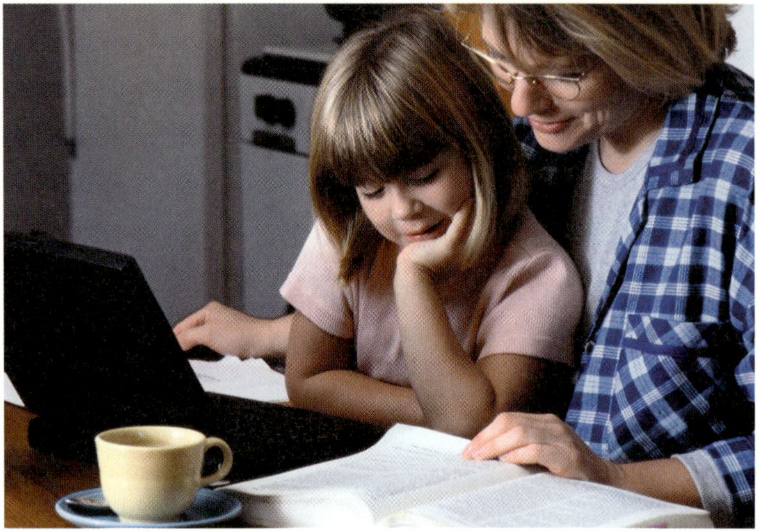

Homöopathie bei Augenbeschwerden

Apis D6: Dies ist das Standardmittel bei Bindehautentzündungen, auch bei Säuglingen. Die Augen jucken, brennen und tränen. Die Augenlider reagieren sehr empfindlich auf Berührung, das Kind meint, einen Fremdkörper im Auge zu haben. Oft ist es überempfindlich gegen Licht. Apis hilft gut bei Augenreizungen durch hellen Sonnenschein oder Schnee.

Wenn Ihr Kind immer wieder an Augenbeschwerden leidet, empfiehlt sich eine Konstitutionsbehandlung durch einen erfahrenen Homöopathen.

Argentum nitricum D12: Speziell bei Bindehautentzündungen von Neugeborenen geeignet.

Euphrasia D4: Bindehautentzündungen, die von reichlich Tränenfluss begleitet werden. Wunde Lidränder; das Kind muss ständig blinzeln.

Onosmodium D6 bis D12: Bei schmerzenden, als schwer und steif empfundenen Augen, die nicht gerötet sind. Der Augenschmerz strahlt meist zur linken Schläfe aus. Oft tritt zusätzlich Kopfschmerz an der Stirn oder am Hinterkopf auf, besonders auf der linken Seite. Der Kopfschmerz ist in der Dunkelheit schlimmer, wird jedoch durch Überlastung der Augen ausgelöst.

Bei wiederholt auftretenden Kopfschmerzen muss ein Arzt die Ursache herausfinden.

Pulsatilla D6 bis D12: Bei weinerlichen Kindern und Bindehautentzündungen, die in Verbindung mit einer Erkältung auftreten. Die Sekrete sind mild und machen nicht wund. Kalte Kompressen lindern die Beschwerden.

Ruta graveolens D3 bis D12: Bei Bindehautentzündung von Schulkindern, die durch Überanstrengung der Augen beim Lesen entsteht. Die Augen röten sich, schmerzen und brennen. Die Beschwerden verschlimmern sich bei feuchtkaltem Wetter.

Kopfschmerzen

Die Selbstbehandlung von Kopfschmerzen ist nur dann sinnvoll, wenn sie akut auftreten, z. B. bei Überlastung oder bei einer Erkältung. Leidet Ihr Kind immer wieder an starken Kopfschmerzen oder dauern diese gar über einen längeren Zeitpunkt an, muss unbedingt ein Arzt die Ursachen abklären. Auch kleine Kinder können bereits unter einer Migräne leiden.

Homöopathie bei Kopfschmerzen

Acidum phosphoricum D3: Wirkt bei leicht ermüdbaren, körperlich und geistig schwächlichen Kindern besonders während des Lernens, die auch öfter das Bedürfnis haben, kurz zu schlafen. Nach zu angestrengtem Lernen (aber auch durch Heimweh) kommt es zu Kopfschmerzen, die vor allem während und nach dem Schulunterricht auftreten.

Belladonna D12: Hilft bei Kopfschmerzen, bei denen sich der Kopf des Kindes prall anfühlt. In der Regel ist der Schmerz pochend und besonders stark an der Stirn und um die Augen. Während der Kopfschmerzen hat das Kind einen hoch-

Gegen Kopfschmerzen hilft es oft, den Kindern ein feuchtes Tuch auf die Stirn zu legen. Zusätzliche Erleichterung bringt das Ausruhen in einem abgedunkelten Raum.

roten Kopf. Die Augen glänzen, die Pupillen sind weit. Die Kopfschmerzen treten häufig nach dem Haarewaschen oder -schneiden auf. Sie verschlimmern sich durch Erschütterung, Berührung, Licht und flaches Liegen mit Tieflage des Kopfes.

China D6: Dieses Mittel eignet sich für blasse, blutarme und leicht ermüdbare Kinder. Die Kopfschmerzen treten oft periodisch, z. B. jeden zweiten Tag auf. Durch Wärme und frische Luft verbessern sich die Beschwerden.

Ferrum D6: Geeignet für schwächliche, nicht leistungsfähige und blutarme Kinder. Sie frösteln oft und haben kalte Extremitäten. Das Gesicht ist abwechselnd rot und blass. Die Gefäße klopfen.

Gelsemium D12: Die Kinder fühlen sich matt und schwach, ihre Augen sind oft nur halb geöffnet. Der Schmerz konzentriert sich am Hinterkopf, er ist migräneartig und oft mit Sehstörungen verbunden. Der Kopf fühlt sich schwer an und so, als ob ein Band um ihn gebunden wäre; teilweise tritt auch Schwindel auf. Die Schmerzen sind häufig von Übelkeit und Durchfall (z. B. vor Klassenarbeiten) begleitet. Beim Nachlassen der Schmerzen geht reichlich Urin ab. Die Beschwerden verschlimmern sich bei feuchtwarmem Wetter und bessern sich durch frische Luft.

Natrium muriaticum D12: Diese Kinder wollen nicht so recht gedeihen („Kümmerlinge“), sie sind eher schwächlich und von der Grundstimmung her traurig. Dennoch sind sie ehrgeizig und versuchen, mehr zu leisten, als sie eigentlich können. Typisch ist großer Hunger oder der Appetit auf Salziges und Pikantes. Geben Sie dieses Mittel bei Kopfschmerz, der in der Stirngegend besonders stark ist und sich durch geistige Arbeit und nach der Schule verschlimmert.

Phosphorus D12: Passt für hochgeschossene, schwächliche und leicht ermüdende Kinder. Oft glänzen die Augen, die Hände sind feucht. Die Kinder sind intelligent, aber durch geistige Arbeit schnell erschöpft und können sich nur schwer konzentrieren. Kopfschmerzen treten vor allem nach der Schule auf.

Ruta graveolens D4 bis D6: Die Kopfschmerzen werden von roten und brennenden Augen begleitet. Der Schmerz tritt besonders nach dem Schreiben und Lesen auf.

Immer mehr Kinder leiden unter Konzentrationsschwäche. Achten Sie nach Möglichkeit darauf, dass Ihr Kind nicht durch zu viele Reize, z. B. durch das Fernsehen, überfordert wird.

Konzentrationsschwäche

Phosphorus D12: Diese Kinder sind intelligent, können sich aber nur schwer konzentrieren und sind durch geistige Arbeit schnell erschöpft. Vor allem nach der Schule neigen sie zu Kopfschmerzen. Die Augen glänzen oft, die Hände sind feucht. Oft sind sie groß, aber etwas schwächlich.

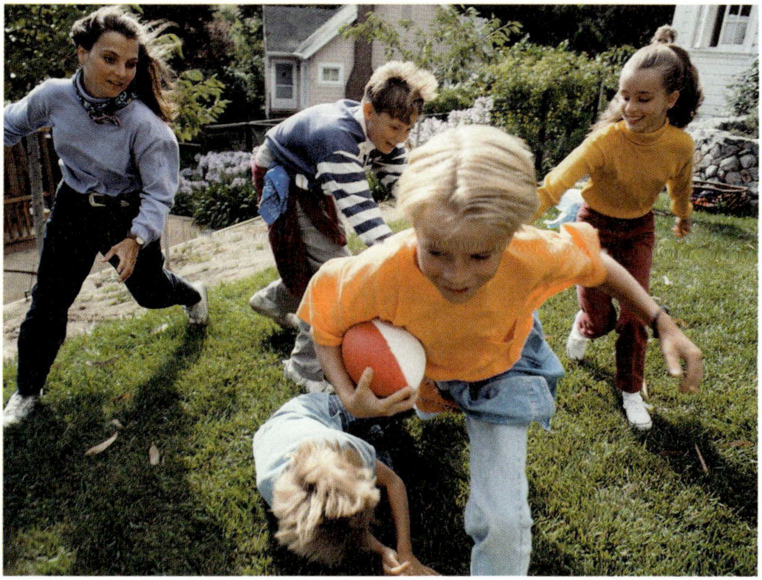

Als Ausgleich für das Lernen in der Schule brauchen Kinder viel Bewegung und Zeit zum Spielen.

Wie eng Körper und Seele zusammenhängen, zeigt sich gerade bei nervösen Reaktionen von Kindern. Wenn Sie unsicher im Hinblick auf das richtige Mittel sind, gehen Sie lieber zum Arzt.

Nervenverletzungen

Nervenverletzungen sind ernsthafte Erkrankungen. Falls Taubheitsgefühle, Verlust der Tastwahrnehmung oder Lähmungen auftreten, müssen Sie mit Ihrem Kind auf alle Fälle sofort einen Arzt aufsuchen. Bei kleineren Verletzungen, z. B. Quetschungen von Fingern, können Sie zuerst homöopathische Mittel probieren.

Hypericum D3: Dies ist das Mittel der ersten Wahl bei Nervenverletzungen, wie etwa gequetschten Fingern nach Stürzen. Geben Sie es nur, wenn das Kind bei vollem Bewusstsein ist!

Nervöse Reaktionen

Nervosität kann sich in vielerlei Symptomen ausdrücken. Das Kind kann von einer allgemeinen Unruhe und Ängstlichkeit erfasst sein; die Nervosität kann sich aber auch in Störungen des Magen-Darm-Trakts niederschlagen (andere Symptome und Erkrankungen des Magen-Darm-Trakts siehe Seite 64).

Nervöser Durchfall und nervöses Erbrechen

Diese Störungen sind häufig eine Folge von Aufregung, z. B. vor Klassenarbeiten, die sich in den meisten Fällen mit Erbrechen oder Durchfall äußern.

Homöopathie bei nervösem Durchfall und Erbrechen

Bei diesen Symptomen sollte man speziell an vier homöopathische Mittel denken:

Argentum nitricum D12: Bei morgendlichen Bauchschmerzen vor der Schule, Durchfall vor Klassenarbeiten.

Gelsemium D12: Der Durchfall tritt bei Aufregungen vor Klassenarbeiten und Prüfungen auf.

Ignatia D6: Geeignet für Kinder mit starken Stimmungsschwankungen. Die Kinder lehnen jegliches Essen ab, oder aber sie wollen nur Fleisch oder Süßigkeiten essen. Oft behalten sie schwer verdauliche Speisen besser als leicht verdauliche.

Acidum lacticum: Bei saurem Erbrechen und sauer riechenden Durchfällen.

Nicht immer muss hinter Ängstlichkeit eine konkrete Ursache oder ein wirkliches Erlebnis stehen. Oft spielen sich die Angstvorstellungen nur in der Phantasie des Kindes ab.

Nervöse Unruhe

Nervöse Unruhe bei Kindern lässt sich mit homöopathischen Mitteln oft sehr gut behandeln. Wenn es aber um chronische Hyperaktivität geht, müssen Sie einen Homöopathen oder Psychologen aufsuchen.

Homöopathie bei nervöser Unruhe

Argentum nitricum D12: Die Kinder befinden sich permanent in einem Zustand der ängstlichen Erregung; sie sind hastig, impulsiv und wirken ständig gehetzt. Sie haben Angst vor bevorstehenden Aufgaben und erzeugen um sich herum eine Atmosphäre von Aufruhr und Turbulenz. Außerdem verspüren sie ein starkes Verlangen nach Süßigkeiten, nach deren Genuss sich die Beschwerden allerdings verschlimmern. Der Körper des Kindes ist warm, Hitze verschlimmert die Symptome.

Arsenicum D15: Dieses Mittel eignet sich für unruhige und nervöse Kinder, die sich oft in einem Zustand angespannter Ängstlichkeit befinden, die nicht immer eine konkrete Ursache hat. Diese Kinder sind sehr penibel; selbst während einer Krankheit räumen sie ihr Zimmer peinlichst auf. Man kann ihnen leicht einen Schrecken einjagen. Vor dem Alleinsein und der Dunkelheit haben sie besondere Angst. Mit lebhafter Vorstellungskraft erfinden sie alle möglichen Bedrohungen.

Chamomilla ist ein besonders vielseitiges homöopathisches Arzneimittel, das in der Kinderheilkunde häufig verwendet wird.

Chamomilla D12: Angezeigt für sehr unruhige Kinder, die auch unter Tobsuchtsanfällen leiden. Sie sind reizbar und frech und durch nichts zufriedenzustellen. Tragen und Wippen lindert die Symptome vorübergehend. Nachts und bei Wärme verschlimmern sie sich.

Nux vomica D12: Für magere Kinder mit schwierigem Charakter. Sie sind zänkisch, zerstörungswütig und neigen zu Tobsuchtsanfällen. Sie schlagen wild um sich, wenn man sie beruhigen will und reagieren extrem sensibel auf Berührungen, Schmerzen, Lärm, Gerüche, Musik, Nahrung oder Arzneimittel. Sie haben einen leichten Schlaf. In einer ruhigeren Umgebung bessern sich die Symptome. Nach Mitternacht und in den frühen Morgenstunden verstärken sich die Beschwerden.

Rhus toxicodendron D6: Auch diese Kinder sind körperlich und seelisch unruhig und immer in Bewegung. Typisch ist,

Frische Luft, Bewegung und gute Ernährung sind die wichtigsten Faktoren für die Gesundheit Ihres Kindes.

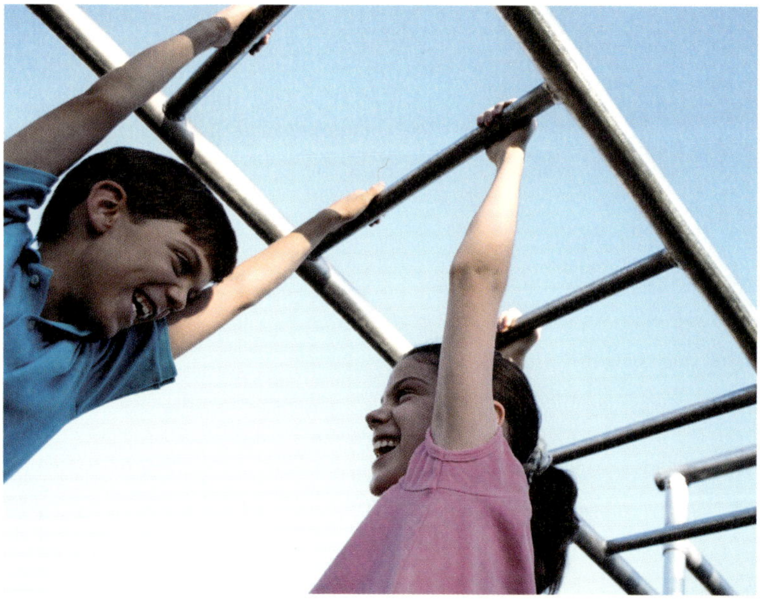

dass sie sich unwohl fühlen, wenn sie längere Zeit in einer Position verharren müssen. Sie wirken verwirrt und sind häufig sehr vergesslich. Die Beschwerden verschlechtern sich bei feuchter Kälte oder Durchnässung.

Rückenschmerzen

Für dieses sehr allgemeine Symptom kommen viele Ursachen in Frage. Treten Rückenschmerzen bei Ihrem Kind wiederholt auf, so sollten Sie die Beschwerden von einem Arzt abklären lassen. Homöopathika können die Behandlung von Rückenschmerzen wirksam unterstützen. Man kann sie als Ergänzung zu Krankengymnastik, Massage und anderen physiotherapeutischen Anwendungen einsetzen.

Bei Rückenschmerzen ist es meist sinnvoll, homöopathische Mittel nur zusätzlich zu anderen Maßnahmen wie etwa Krankengymnastik einzusetzen.

Homöopathie bei Rückenschmerzen

Arnica D4: Geeignet für Kinder, deren Rückenschmerzen auf einer Verletzung nach stumpfer Gewalteinwirkung oder Überanstrengung der Rückenmuskeln, z. B. durch einen zu schweren Schulranzen, beruhen.

Hypericum D1 bis D3: Kann nach einer Verletzung angezeigt sein, wenn scharfe oder stechende Rückenschmerzen auftreten. Die Schmerzen werden stärker, wenn das Kind die Arme hebt. Wenn Ihr Kind viel Sport treibt, bei dem die Wirbelsäule belastet wird, sollten Sie dieses Mittel in Ihrer Hausapotheke haben.

Rhus toxicodendron D6: Bei Schmerzen im Lendenwirbelbereich. Die Beschwerden sind am stärksten, wenn sich das Kind in Bewegung setzt, lassen bei weiterer Bewegung aber nach. Sie sind oft Folgen einer Überanstrengung, z. B. durch Heben schwerer Gegenstände oder von Verletzungen. Auch feuchte Kälte und Durchnässung kommen als Ursachen in Frage. Das Mittel eignet sich auch zur Behandlung von Muskelkater, wenn sich dieser in Ruhe verschlechtert und durch Bewegung bessert.

Bei Wutanfällen sind die Eltern besonders gefordert. Es ist wichtig, selbst möglichst gelassen zu bleiben, um dem Kind einen Ausweg aus seiner Wut aufzuzeigen.

Wutanfälle

Acidum nitricum D12: Kinder, auf die dieses Mittel passt, haben keine Freude am Spiel und mögen vor allem keine geistigen Arbeiten.

Magnesium carbonicum D12: Eignet sich für Kinder, die wütend und ängstlich zugleich sind.

Anacardium D12: Ein Mittel für Kinder, die schon wegen Kleinigkeiten jähzornig werden. Sie streiten mit allen und schlagen auch um sich.

Chamomilla D30: Kinder, bei denen dieses Mittel eingesetzt werden kann, empfinden eine sinnlose Wut über Belanglosigkeiten. Sie schlagen um sich, werfen sich zu Boden und trampeln wild mit den Füßen. Sie fühlen sich schon belästigt, wenn man sie anschaut oder anspricht. Wenn sie getragen oder gewiegt werden, beruhigen sie sich meist kurzzeitig. Bald geht das Geschrei aber wieder los. Sie werfen mit Gegenständen und schlagen vielleicht sogar ihren Kopf gegen die Wand.

Cuprum D30: Die Kinder brüllen bis zur Atemlosigkeit. Sie neigen zu Krämpfen, ihr Gesicht läuft blaurot an.

Ignatia D30: Dieses Mittel hilft wütenden Kindern mit raschem Stimmungswechsel. Die Wutanfälle dauern nie lange an, auch lassen sich die Kinder schnell beruhigen. Im nächsten Augenblick sind sie dann oft zerknirscht und reumütig.

Lycopodium D12: Für intelligente, aber unleidliche Kinder, die keinen Widerspruch ertragen, eignet sich dieses Mittel. Diese Kinder schimpfen, schlagen um sich und sind schwer zur Einsicht zu bringen.

Nux vomica D12: Die Kinder, für die sich dieses Mittel eignet, sind außerordentlich reizbar und egozentrisch. Sie bekommen Tobsuchtsanfälle und wehren sich verzweifelt gegen jeden, der ihnen nicht ihren Willen lässt. Sie sind uneinsichtig, Kleinigkeiten verursachen Wutausbrüche, nach denen sie häufig an Verdauungsstörungen (Verstopfungen, Blähungen oder Aufstoßen) leiden. Sie schlafen im Allgemeinen schlecht.

Lassen Sie Ihr wütendes Kind bitte nicht allein. Je nach Schwere des Anfalls besteht sonst die Gefahr der Selbstverletzung.

Stramonium D30: Dieses Mittel eignet sich zur Therapie von wütenden Kindern mit plötzlichen Stimmungswechseln wie bei Ignatia. Die Kinder haben intensiv rote Wangen und Ohren und glänzende Augen. Sie sind gewalttätig und zerstörungswütig. Sie fühlen sich leicht im Stich gelassen, reden viel und fluchen möglicherweise laut und regelmäßig. Manchmal fangen diese Kinder dann zu Stottern an. Stramonium ist bei Wutanfällen das am häufigsten geeignete Mittel.

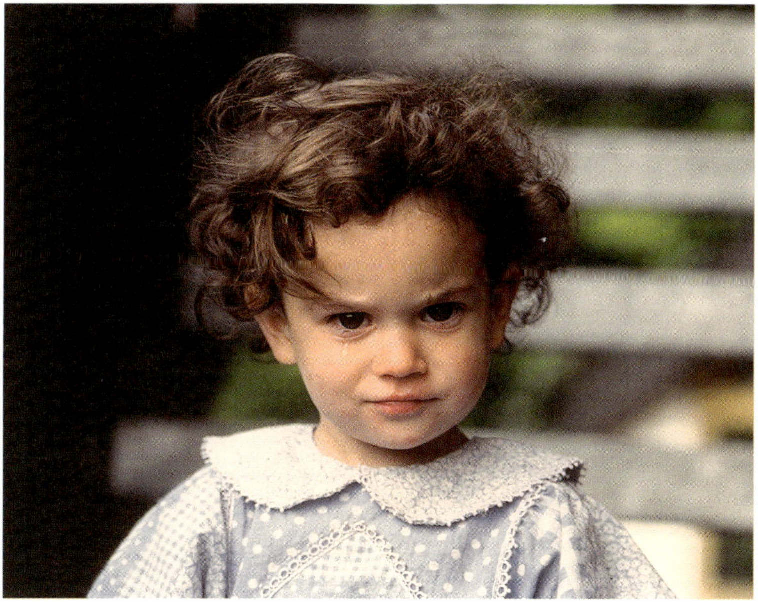

Schmollen und Beleidigtsein sind oft stille Bitten nach mehr Zuwendung.

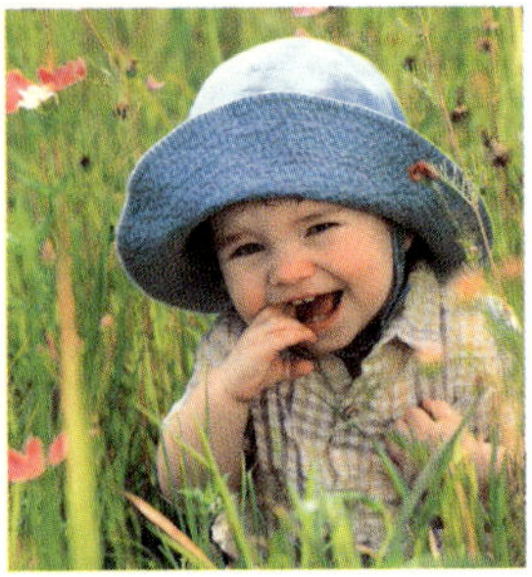

Rotzfrech und fröhlich - leider kein Dauerzustand bei Kindern.

Nur akute Symptome allergischer Erkrankungen sollten Sie selbst behandeln.

Kinderkrankheiten von A bis Z

Mit diesem Kapitel werden die am häufigsten auftretenden Krankheiten von Kindern in alphabetischer Reihenfolge beschrieben. Nachfolgend sind die jeweils für die bestimmten Beschwerden passenden homöopathischen Heilmittel aufgeführt.

In diesem Kapitel finden Sie alle typischen Kinderkrankheiten, aber auch andere Beschwerden an denen Kinder leiden können.

Sie werden feststellen, dass in der Homöopathie eine einzige Krankheit mit unterschiedlichen Mitteln behandelt wird - je nach dem Krankheitsbild, das sich aus den Symptomen ergibt. Die Eltern müssen also lernen, ihr Kind sehr gut zu beobachten. Sie werden jedoch bald feststellen, dass eine intensive Beschäftigung mit der Symptombestimmung Ihre Beobachtungsgabe im Lauf der Zeit schärfen wird.

Allergische Erkrankungen

Da komplexe allergische Krankheiten in fachkundige Behandlung gehören, beschränken wir uns hier nur auf die Akutbehandlung von allergischen Erkrankungen. Jedes Kind mit Heuschnupfen sollte einem Arzt vorgestellt werden!

Allergischer Schnupfen

Der allergische Schnupfen oder Heuschnupfen ist eine Erkrankung von Nase und Augen. Der Heuschnupfen wird durch eine Allergie gegen Blütenstaub bestimmter Pflanzen ausgelöst. Er tritt daher immer zu den Jahreszeiten auf, in denen diese Pflanzen blühen - also am häufigsten im Frühjahr.

Homöopathie bei Heuschnupfen

Allium cepa D6 bis D12: Niesen beim Betreten eines warmen Zimmers. Es tritt ein wässriger Schnupfen mit reichlich scharfem, wundmachendem Sekret auf. Die Augen tränen.

Arsenum jodatum ab D12: Bei starkem, wässrigem und brennendem Schnupfen, der sich im warmen Zimmer verstärkt. Die Nasenöffnungen und die Oberlippe sind rot entzündet. Das Niesen schmerzt.

Arundo donax D6 bis D12: Bei Schnupfen mit Niesen und Jucken an Nase, Augen, Gehörgang und Gaumen.

In manchen Fällen entwickelt sich aus Heuschnupfen in späteren Jahren Asthma. Auch deshalb ist es wichtig, frühzeitig gegen diese allergische Erkrankung vorzugehen.

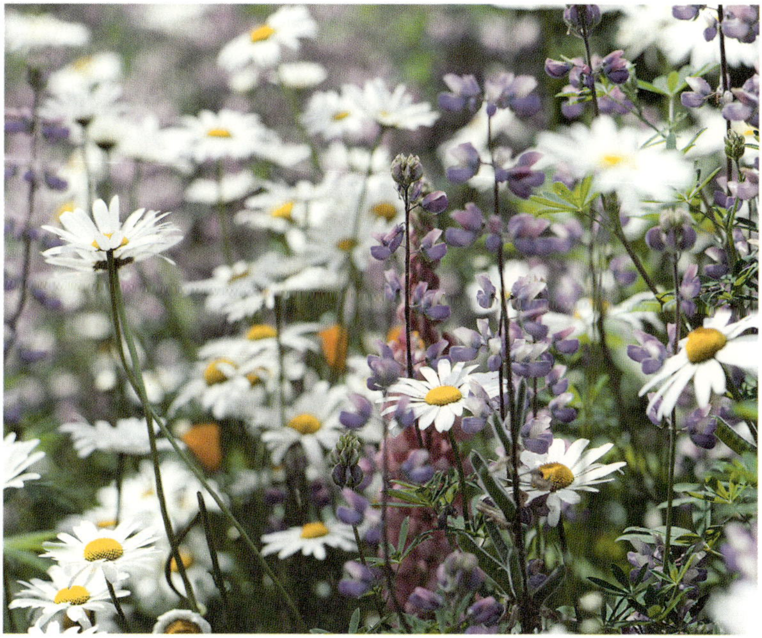

Das Spielen in blühenden Wiesen kann für Kinder mit Heuschnupfen sehr unangenehme Folgen haben.

Lösen Hausstaubmilben bzw. Milbenkot die Allergien aus, kann die Anschaffung von Matratzen- und Bettbezügen, die für Milbenallergene undurchlässig sind, helfen.

Hilfe bei allergischem Schnupfen

- **Schnupfen durch Kälte verschlimmert:**
  Arsenicum album, Dulcamara, Sabadilla
- **Schnupfen durch Wärme verschlimmert:**
  Allium cepa, Arsenum jodatum, Kalium jodatum
- **Schnupfen betrifft auch die Augen:**
  Euphrasia
- **Schnupfen geht mit Juckreiz einher:**
  Arundo donax, Sabadilla

Dulcamara D2: Feuchte Kälte verschlimmert den Schnupfen, dann ist die Nase verstopft. Das Nasensekret ist dick und schleimig, die Nasenöffnungen verkrustet, die Lidränder entzündet. Beschwerden verstärken sich in frischer Luft.

Euphrasia D4: Das Kind ist lichtscheu, klagt mehr über die Augen als über den Schnupfen. Die Tränen brennen und machen wund. Die Augenlider verkleben. Der Schnupfen ist eher mild (Gegenteil von Allium cepa).

Galphimia glauca D3 bis D6: Bewährtes Mittel bei allergischem Schnupfen (Heuschnupfen, Hausstauballergie u. ä.).

Kalium jodatum ab D12: Bei wässrigem, beißendem Schnupfen sowie starker Bindehautentzündung mit vielen Tränen. Die Kinder verlangen nach frischer Luft. Ihre Lymphknoten können geschwollen sein. Im warmen Zimmer verschlimmern sich die Beschwerden.

Sabadilla D12: Im Sommer tritt Heuschnupfen, im Winter sehr schnell Erkältungsschnupfen auf. Das Schlucken schmerzt, das Nasensekret ist erst dünn, später dicker.

Heuschnupfen und Asthma

Tritt ein Heuschnupfen in Verbindung mit allergischem Asthma auf, ist eine Konstitutionsbehandlung angezeigt. In diesem Fall sollte man die Behandlung einem erfahrenen Homöopathen oder Arzt überlassen.

Asthmaanfälle treten besonders während der Nacht auf. Denn häufig sind betroffene Kinder allergisch gegen Hausstaubmilben, die sich vor allem in Matratzen aufhalten. Unter bestimmten Voraussetzungen empfiehlt sich eine so genannte Hyposensibilisierung. Dabei wird die allergieauslösende Substanz zuerst in sehr niedrigen, dann in ansteigenden Konzentrationen unter die Haut gespritzt. Fragen Sie Ihren Arzt um Rat.

Führt man eine Hyposensibilisierung in einer frühen Phase der Allergieentwicklung durch, kann damit sogar der Entstehung von Asthma vorgebeugt werden.

Asthma ist eine ernsthafte Erkrankung, die in die Hände eines erfahrenen Arztes oder Homöopathen gehört.

Nesselsucht

Als Ursache für eine Nesselsucht (Urticaria), die man an der Quaddelbildung auf der Haut erkennt, kommen allergische Reaktionen auf Nahrungsmittel (z. B. Milch, eiweißreiche Nahrung wie Fisch, Eier, Meeresfrüchte), auf Duft- und Farbstoffe oder auf Insektenstiche in Frage.

Aber auch Reize durch Kälte und Wärme oder starke Sonneneinstrahlung können Hautquaddeln auslösen. Begleitend treten ein heftiger Juckreiz oder ein Prickeln auf der Haut auf. Bei Nesselsucht, die durch Nahrungsmittel hervorgerufen worden ist, haben sich Eigenblutbehandlungen bewährt.

Homöopathie bei Nesselsucht

Apis mellifica D6: Dieses Mittel bewährt sich bei Quaddelbildung nach Bienenstichen. Die Quaddeln sind stark geschwollen und hellrot. Dabei leiden die Kinder unter starkem Juckreiz und stechenden Schmerzen. Ein kalter Umschlag wirkt lindernd.

Bei Kindern mit Nesselsucht steckt oft eine Unverträglichkeit gegenüber Nahrungsmitteln dahinter.

Calcium carbonicum D12: Bei Nesselsucht, die auf eine Milchallergie zurückzuführen ist.

Dulcamara D6: Bei Nesselsucht, die durch Kälte ausgelöst wird oder sich dadurch verschlimmert.

Urtica urens ab D2: Das Kind klagt über starken Juckreiz, Prickeln oder Brennen. Die Beschwerden können - mit oder ohne Fieber - periodisch bei Wetterwechsel auftreten.

Neurodermitis

Bei Säuglingen ist eine Neurodermitis häufig schon am Milchschorf zu erkennen. Bevorzugt sind dann die seitlichen Gesichtspartien und die Kopfhaut betroffen.
Im Klein- und Schulkindalter entwickelt sich das typische Beugeekzem an Ellenbeugen, Handgelenken, Kniekehlen und Fußgelenken. Die Haut ist spröde, trocken und schuppt; manche Hautpartien sind wegen des starken Juckreizes zerkratzt.

Auslöser von Neurodermitis

Der Genuss der nachfolgenden Nahrungsmittel kann bei Allergien akute neurodermitische Schübe auslösen und die Haut regelrecht „zum Blühen" bringen:

▲ Kuhmilch	▲ Hühnerei
▲ Fisch	▲ Nüsse
▲ Soja	▲ Weizen
▲ Hülsenfrüchte	▲ Sellerie
▲ Gewürze	▲ Käse
▲ Tomaten	▲ Champignons

Ursachen einer Neurodermitis sind häufig Unverträglichkeiten von Nahrungsmitteln. Auch Wolle, Kunststofffasern, häufiges Baden, starke Schweißabsonderung oder intensive Sonnenbestrahlung verschlechtern den Zustand.
Ebenso empfindlich wie auf Nahrungsmittel reagiert die Haut auf psychischen Stress oder einen Wetterumschwung. Eine Verschlechterung der Neurodermitis tritt immer im Frühjahr und im Winter ein.

Bei allen entzündlichen Haut- und Schleimhautkrankheiten lohnt sich ein Versuch mit Cardiospermum (D3), auch homöopathisches Kortison genannt.

Homöopathie bei Neurodermitis

Diese Erkrankung erfordert in der Regel eine Konstitutionsbehandlung, die nur ein erfahrener Homöopath nach sorgfältiger Diagnose durchführen kann. In leichteren Fällen können Sie einen Versuch der Selbstbehandlung unternehmen. Empfehlenswert ist:

Graphites D12: Dieses Mittel hilft besonders bei der trockenen Form der Neurodermitis: Die Haut ist rauh, derb und krustig. Es hilft auch, wenn honigartige, übelriechende Absonderungen am behaarten Kopf, im Gesicht, hinter den Ohren, im Genitalbereich vorkommen. Das Kind ist dick, aufgedunsen, blass, sommersprossig. Graphites-Kinder neigen zu unmäßiger Esslust, sind oft schwerfällig, traurig und ängstlich. Die Beschwerden verschlimmern sich durch Kälte. Bei diesem Krankheitsbild schlagen Sie bitte auch folgende Stichwörter nach:
Appetitstörungen (siehe Magen-Darm-Beschwerden, Seite 61) und Bauchschmerzen (siehe Magen-Darm-Beschwerden, Seite 64)

Bettnässen

Bis zum Ende des dritten Lebensjahres ist es völlig normal, wenn Kinder hin und wieder einnässen. Passiert es jedoch bei Kindern ab dem vierten Lebensjahr auch noch regelmäßig, sollte man auf jeden Fall etwas unternehmen.

Die Ursachen für Bettnässen können sehr vielfältig sein: Sie reichen von organischen Störungen bis zu seelischen Problemen verschiedenster Art.

Mögliche Ursachen des Bettnässens

Nässen Kinder ins Bett, vermuten die meisten Eltern seelische Probleme. Häufig trifft das zwar zu, aber dem Bettnässen des Kindes können ebenso körperliche Ursachen zu Grunde liegen – etwa Fehlbildungen im Harntrakt. Auch chronische Harnwegsinfektionen führen teilweise zum Bettnässen. Bevor man also mit einer homöopathischen Behandlung beginnt, sollte unbedingt ein Arzt eventuelle organische Ursachen ausgeschlossen haben.

Homöopathie bei Bettnässern

Die homöopathische Behandlung bettnässender Kinder richtet sich nach der Art des psychischen Traumas, das diese Störung verursacht. Es kann eine Folge von Schrecken, Erregung oder Kummer sein, aber auch durch Angst vor kommenden Ereignissen ausgelöst werden.
Hier werden nur Behandlungen von bettnässenden Kindern angeführt, bei denen die Störung auf die oben genannten Auslöser zurückgeführt werden kann.
Das seelische Gleichgewicht vieler Kinder kann in schwereren Fällen allerdings nur durch eine Konstitutionsbehandlung wiederhergestellt werden. Doch dies sollte man unbedingt einem erfahrenen Homöopathen überlassen.

Acidum benzoicum D3: Bei sehr stechend riechendem Urin, der rasch Wundsein verursacht.

Belladonna ab D12: Bei Bettnässen als Folge von Erregung. Betrifft vor allem kräftige Kinder. Sie haben große Augen, ihre Pupillenweite wechselt oft. Darüber hinaus sind sie sehr geräuschempfindlich, sie schreien oft im Schlaf. Es kommt zu häufigen, nur geringen Urinentleerungen.

Causticum D6: Schwache Kinder, die fahl und ungesund aussehen, und Schatten unter den Augen haben, sprechen bei Einnässen auf dieses Mittel an.

Gelsemium ab D12: Diese Kinder nässen bei besonderen Gefühlserregungen ein. Sie sind sehr sensibel, haben oft Lampenfieber, bei Erregung zittern ihre Hände. Sie lassen viel wasserhellen Urin. Tagsüber gähnen die Kinder häufig, in der Nacht schlafen sie schlecht. Das Bettnässen verschlimmert sich bei feuchtem Wetter, Nebel und vor Gewittern.

Erneutes Einnässen, nachdem das Kind bereits längere Zeit trocken war, deutet auf eine schwer zu bewältigende neue Situation für das Kind hin. Etwa wenn es in den Kindergarten gekommen ist oder ein Geschwisterchen geboren wurde.

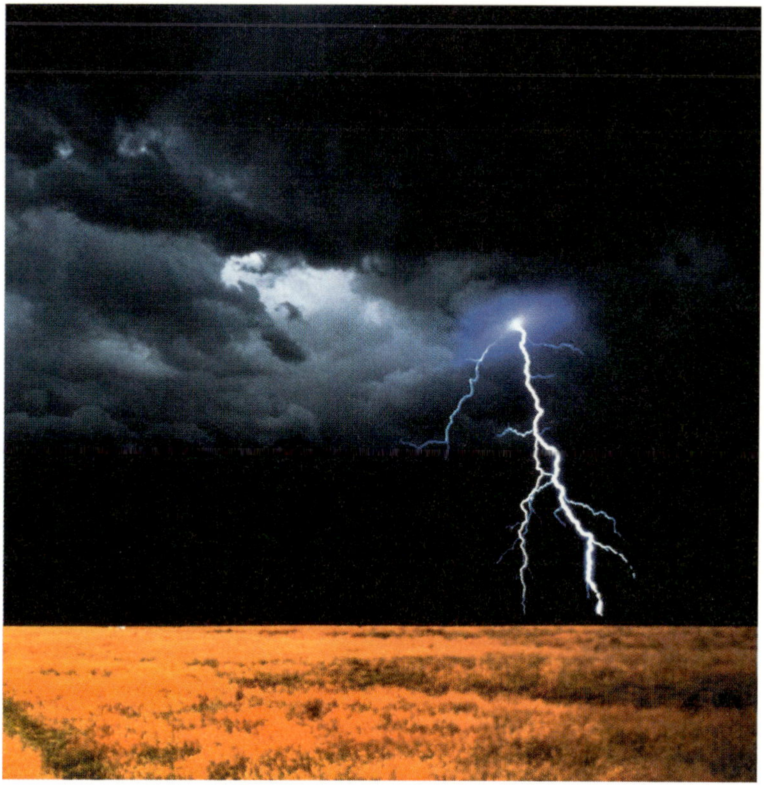

Gewitter jagen Kindern oft großen Schrecken ein.

Lycopodium D12: Passt bei schwierigen, intelligenten Kindern, der Urin ist übelriechend.

Blähungen

(siehe Magen-Darm-Beschwerden, Seite 64)

Blasenentzündung

Kinder mit einer Blasenentzündung sollten sofort einem Arzt vorgestellt werden, damit er herausfinden kann, ob die Harnwege geschädigt sind.

Die typischen Symptome einer Blasenentzündung (Cystitis) sind Brennen beim Wasserlassen und fortwährender Harndrang. Dabei können aber immer nur kleine Mengen, bis hin zu wenigen Tropfen, abgesetzt werden. Bei starken Blasenentzündungen finden sich Blutbeimengungen im Urin. Bei Kindern kann sich die Blasenentzündung auch lediglich in unklaren Bauchbeschwerden äußern. Blasenentzündungen werden von bakteriellen Erregern verursacht; Unterkühlung fördert die Infektion.

Aconitum D1 bis D3: Sinnvoll bei den ersten Anzeichen einer Blasenentzündung. Das Wasserlassen ist brennend und schmerzhaft, so dass das Kind oft laut schreit. Es entsteht ein drückender Schmerz in der Blase. Typisch ist großer Durst.

Cantharis D6 bis D12: Das Kind leidet unter häufigem und sehr plötzlichem Harndrang, sondert dann aber nur sehr wenig und tröpfchenweise Urin ab. Vor, während und nach dem Wasserlassen schreit das Kind vor Schmerzen. Der Urin ist rötlich gefärbt. Cantharis ist mitunter auch hilfreich, wenn die Blasenentzündung ohne spezifische Symptome verläuft.

Dulcamara D4: Bei fortgesetztem Harndrang mit häufigen Entleerungen. Dieses Mittel ist in jedem Fall angezeigt, wenn sich die Beschwerden durch Nässe oder Kälte verschlimmern oder jeden Winter wieder auftreten. Der Urin riecht übel und ist trübe.

Einer Blasenentzündung vorbeugen

- **Kleidung den Wetterverhältnissen anpassen, um Unterkühlung zu vermeiden.**
- **Ausreichend warme Unterwäsche tragen.**
- **Viel trinken: Das spült die Harnorgane durch; Bakterien können sich schwerer ansetzen bzw. vorhandene werden ausgeschwemmt.**

Petroselinum D6: Dieses Mittel eignet sich für Kinder, die unruhig sind und ständig hin und her laufen. Ihr Harndrang ist so stark, dass sie den Urin auch kurze Zeit nicht halten können.

Pulsatilla D12: Ist geeignet bei Blasenentzündungen, die durch Kälte und Nässe verursacht worden sind. Das Kind verspürt ein häufiges Bedürfnis zum Wasserlassen. Während und nach dem Urinieren treten Schmerzen auf. Mitunter geht beim Husten, Niesen oder Lachen eine kleine Menge Urin ab; dabei kommt es auch zu schneidenden Schmerzen. Das Kind ist launisch und weinerlich, sehnt sich nach Zuneigung und Anteilnahme, scheut warme Räume und hat keinen Durst.

Pulsatilla wird aus der giftigen Küchenschelle hergestellt und zählt zu den bedeutendsten homöopathischen Heilmitteln.

Fieberhafte Infekte gehören zu den am häufigsten auftretenden Krankheiten bei Kindern.

Sarsaparilla D6: Symptome wie bei Cantharis. Schmerzen, die zum Teil unerträglich werden, treten zum Ende des Wasserlassens auf. Das Wasserlassen fällt schwer und der Urin wird nur in kleinen Mengen abgegeben. Es kommt zu einem schmerzhaften Harndrang, ohne dass Urin fließt.
Im Stehen ist das Wasserlassen leichter und weniger schmerzhaft. Typisch für Sarsaparilla bei Wickelkindern ist weißer Harnsand in den Windeln. Da die Symptome denen bei Cantharis gleichen, hat sich Sarsaparilla auch im Wechsel mit Cantharis bewährt.

Durchfall

(siehe Magen-Darm-Beschwerden, Seite 64)

Fieberhafte Infekte

Häufige fieberhafte Infekte der oberen Atemwege sind im Kindesalter völlig normal. Pro Jahr erkrankt ein Kindergartenkind etwa siebenmal, ein neunjähriges Kind drei- bis viermal und ein zwölfjähriges ein- bis zweimal. Der Grund für die häufigen Erkrankungen ist das noch unausgereifte Immunsystem: Die Reifephase ist erst im Alter von zirka zehn Jahren abgeschlossen.

Infektionen bei Kindern

Kinder reagieren heftiger auf jede Infektion als ein Erwachsener, denn bei ihnen sind die Atemwege kürzer und enger; schon eine geringe Schwellung kann zu Atemnot führen.
Die Mehrzahl der Infekte sind durch Viren bedingt, bei denen Antibiotika wirkungslos sind. Je jünger das Kind ist, um so wahrscheinlicher ist eine Virusinfektion.
Meist beginnen die Infekte in Nase und Nebenhöhlen und steigen dann abwärts in den Rachen und die Bronchien. Da eine erworbene Immunität gegen ein Virus nur von kurzer Dauer ist, kommt es in Familien mit kleinen Kindern häufig zu so genannten „kreisenden Infektionen". Das heißt: Ein Fami-

lienmitglied ist erkältet, steckt ein anderes an und wenn sich der Erste gerade auskuriert hat, steckt es sich erneut an.

Homöopathie bei fieberhaften Infekten

Das wichtigste Unterscheidungsmerkmal bei dieser Erkrankung ist ein plötzlicher oder ein allmählicher Beginn. Zur Behandlung von fieberhaften Infekten stehen fünf Hauptmittel und ein Ausweichmittel zur Verfügung.

Für die Wahl des richtigen Arzneimittels ist es unter anderem wichtig, auf den Beginn und Verlauf eines fieberhaften Infekts zu achten.

Mittel bei plötzlichem Beginn

Aconitum D12: Das Fieber tritt als Reaktion auf scharfen,kalten Wind auf. Es beginnt stürmisch, oft um Mitternacht. Das Kind zeigt starke ängstliche Unruhe. Sein Gesicht ist trocken, heiß, rot und wird blass, wenn das Kind sich aufsetzt. Der Puls ist schnell und voll. Wo die Krankheit beginnt, steht noch nicht fest - in dieser Phase tritt weder Schnupfen, Husten noch Halsweh auf; eventuell kommt es zu einem kurzen trockenen Husten.

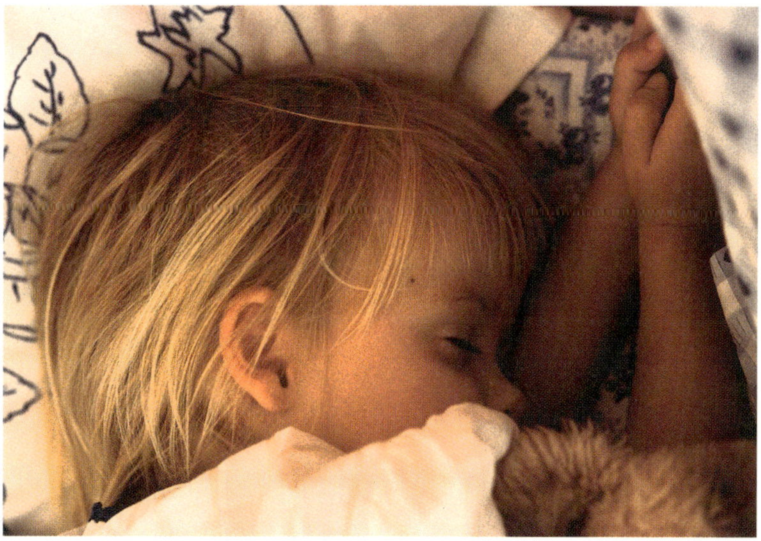

Egal wie der fieberhafte Schnupfen verläuft - Bettruhe ist unbedingt empfehlenswert.

Die einzelnen Beschwerdebilder unterscheiden sich recht deutlich, so dass die Mittelauswahl auch für den Laien keine allzu großen Schwierigkeiten bereiten.

Belladonna D12: Das Gesicht des Kindes ist hochrot und glänzend, die Pupillen weit offen, der Puls hart und schnell. Das Kind hat rote Schleimhäute und Reizhusten. Es hat Durst auf kalte Getränke. Trotz des dampfenden Schweißes will das Kind zugedeckt bleiben und friert beim Aufdecken. Hände und Füße sind kalt. Belladonna ist ein Folgemittel von Aconitum, wenn der Schweiß ausgebrochen ist.

Mittel bei allmählichem Beginn

Eupatorium perfoliatum D12: Das Gesicht ist heiß und rot. Das Kind hat einen schmerzhaften Husten, bei dem es sich oft die Brust hält. Auffallend sind die untypischen Fieberzeiten: Am höchsten steigt es zwischen 7 und 9 Uhr morgens. Tagsüber fühlt sich das Kind überhitzt, nachts und morgens fröstelt es und hat Durst auf kaltes Wasser. Danach erbricht es oft. Meist schwitzt es kaum. Wenn es schwitzt, tritt Besserung ein.
Falls zusätzlich Harnwegsentzündung bei sonst gleichen Symptomen auftritt, geben Sie Eupatorium purpurea.

Ferrum phosphoricum D12: Fiebermittel bei Neigung zu Nasenbluten und Mittelohrentzündung. Es fehlen Angst und Unruhe wie bei Aconitum. Die Gesichtsfarbe wechselt zwischen blass und rot, der Puls ist schnell. Der Infekt geht oft vom Mittelohr aus. Ohr oder Wange der erkrankten Seite sind oft gerötet, häufig kommt es zu Nasenbluten.

Gelsemium D12: Das Kind ist benommen. Der Puls ist etwas beschleunigt, weich, das Gesicht dunkelrot und etwas gedunsen. Anfangs zittert das Kind oft vor Kälte. Auslöser ist häufig eine Abkühlung, die ein bis zwei Tage zurückliegt. Der Infekt bricht häufig als wässriger, scharfer und brennender Fließschnupfen aus. Schlund und Rachen sind gerötet. Es gibt Schluckbeschwerden, oft auch Bronchitis mit wenig Schleim.

Stärkung der körpereigenen Abwehr

▲ **Falls die Symptome keinem der beschriebenen Mittel zuzuordnen sind, versucht man es mit Echinacea angustifolium (oder purpurea) Ursubstanz bis D3.**

Dosierung: Alle ein bis drei Stunden 5 bis 15 Tropfen der Ursubstanz oder D3. Dieses Mittel mit Breitenwirkung stärkt die körpereigenen Abwehrkräfte.

Eine Behandlung von chronischem Husten sollte man dem Homöopathen überlassen.

Husten

In der Homöopathie wird zwischen verschiedenen Hustenformen nicht unterschieden. Zu dem Begriff Husten gehören neben dem Erkältungshusten auch Verlegenheitshüsteln, nervöser Husten, allergischer Husten und Keuchhusten (Seite 60).

Homöopathie bei Husten

Um das richtige Hustenmittel für das Kind zu finden ist es nötig, folgende Fragen zu beantworten:

- ❖ Warum hustet das Kind?
- ❖ Wann hustet das Kind (Uhr-, Tages-, Jahreszeit)?
- ❖ Unter welchen Bedingungen hustet es mehr, unter welchen weniger?
- ❖ Welche Faktoren verschlimmern den Husten, welche verbessern ihn?
- ❖ Welche Begleitumstände treten auf (Erbrechen, Nasenbluten)?
- ❖ Handelt es sich um trockenen, feuchten oder chronischen Husten?

Mittel bei trockenem Husten

Aconitum D12: Stürmischer Beginn. HäufigerAuslöser ist kalter Wind. Der Husten ist kurz und trocken, mit einem pfeifenden Geräusch beim Einatmen. Die Haut ist heiß und trocken, das Gesicht im Liegen rot, beim Aufsetzen blass. Am Anfang fröstelt das Kind, vor allem bei Kälte. Zwischen 23 und 24 Uhr verschlimmern sich die Beschwerden.

Bei eher feuchtem Husten, der aber schlecht abgehustet wird, kommen in Frage: Pulsatilla, Corallium Rumex Justicia

Belladonna D12: Plötzlicher Beginn, meist zusammen mit einer Erkältungskrankheit. Die Haut ist rot, heiß und schweißig. Obwohl es stark schwitzt, will das Kind zugedeckt bleiben. Die Pupillen sind groß, das Augenweiß rot. Das Kind hat Durst auf kaltes Wasser. Der Husten ist trocken und krampfartig. Kopf- oder Bauchschmerzen stellen sich ein. Nachts, durch Sprechen oder Kälte verschlimmern sich die Beschwerden.

Bryonia D12: Bei weniger akutem Verlauf. Beim Husten sticht die Brust. Die Schleimhäute sind trocken. Das Kind trinkt selten. Wenn getrunken wird, dann sehr viel auf einmal. Verschlimmerung tritt bei Bewegung, tiefem Atmen, Sprechen, Temperaturwechsel ein. Bei Ruhe und wenn der Brustkorb beim Husten festgehalten wird, bessern sich die Symptome.

Sticta pulmonaria D12: Das Kind hat eine verstopfte Nase und schneuzt sich häufig. Der Husten ist trocken und hackend, oft lang anhaltend. Er verschlimmert sich abends, nachts und durch tiefes Einatmen.

Mittel bei feuchtem Husten

Corallium rubrum D12: Bei ununterbrochenen kleinen Hustenstößen. Das Kind verkriecht sich unter der Bettdecke oder hält eine Hand vor den Mund, da die Luft als kalt und unangenehm empfunden wird. Nachts und durch kalte Luft verschlimmert sich der Husten, in warmen Räumen lässt er nach.

Justicia D12: Bei erstickenden Hustenanfällen, verbunden mit akuten Entzündungen der Atemwege. Der Schleim ist sehr

Hier muss der Arzt behandeln

- **Wenn Rasselgeräusche auftreten – sie deuten auf Schleim in tieferen Atemwegen hin.**
- **Wenn das Kind sehr geschwächt ist.**
- **Bei Atemnot (Nasenflügelatmung)**
- **Bei sehr zähem Auswurf**
- **Bei nächtlichem Reizhusten**

zäh, nur wenig davon kann – unter Schleimrasseln – abgehustet werden. Es können Würgen und Erbrechen auftreten.

Pulsatilla D12: Bei akutem Erkältungshusten, der am Morgen lockerer ist: Der Schleim kann leicht abgehustet werden. Abends wird der Husten oft trocken und krampfartiger. Das Kind fröstelt, verträgt aber keine warmen Räume.

Hyoscyamus D12: Wird auch als „homöopathisches“ Kodein bezeichnet. Angezeigt bei nächtlichem Husten, der meist sofort beim Hinlegen beginnt; geeignet für nervöse, sehr sensible Kinder, die schlecht schlafen. Nachts, durch Essen, Trinken und Liegen verschlimmern sich die Beschwerden.

Rumex crispus D12: Bei trockenem Kitzelhusten, wie bei Byonia mit stechendem Schmerz. Manchmal kommt es zu unfreiwilligem Harnabgang. Verschlimmerung tritt ein gegen 23 Uhr, zwischen 2 und 5 Uhr morgens, beim Übergang vom Warmen ins Kalte, beim Berühren des Kehlkopfes. Besserung mit einem Schal um den Hals und in warmen Räumen.

Kruppöser Husten

Diese Form des Hustens tritt beispielsweise bei Pseudokrupp, auch Infektkrupp genannt, auf, und sie zählt zur häufigsten Ausprägung des so genannten Kruppsyndroms.

Hustendämpfende Mittel sind aus homöopathischer Sicht nicht zu empfehlen, weil sie den Hustenreiz unterdrücken und so die Heilung hinauszögern.

So schwer es fällt: Bei einem Krupphustenanfall ist es äußerst wichtig, die Nerven und die Ruhe zu bewahren, um dem Kind wirksam helfen zu können.

Die Hauptursache dieses Hustens ist eine virale Infektion. Selten kann es sich auch um eine bakterielle Infektion handeln – dann verläuft die Erkrankung jedoch schwerer - oder um eine Allergie. Das Anschwellen der Schleimhäute verengt den unteren Kehlkopfausgang sowie den oberen Luftröhrenbereich. Typisch sind vorausgegangener Schnupfen, Husten und Fieber. Der Pseudokrupp kann Vorbote eines Infekts sein. Häufig tritt ein trockener, bellender, rauher Husten in den Abendstunden auf, lässt aber schnell wieder deutlich nach. Das Kind ist oft heiser, und beim Einatmen ist manchmal ein pfeifendes Geräusch zu hören. Die Anfälle können sich oft wiederholen.

Homöopathie bei Pseudokrupp

Bei Pseudokrupp beginnt man wegen der auffallenden Ängstlichkeit der Kinder die Behandlung am besten mit Aconitum D12; in der weiteren Behandlung haben sich Bromum und Spongia bewährt.

Bromum D12: Das Kind schwitzt bei Anstrengung leicht, erkältet sich schnell durch Zugluft und Abkühlung, besonders an warmen Tagen, wenn es abends kühler wird. Es kann auch Durchfall haben. Der Husten ist pfeifend, trocken, krampfar-

Erste Hilfe

- **Selbst ruhig bleiben und versuchen, das Kind zu beruhigen, denn wenn es in Panik gerät, verengen sich die Luftwege und das Atmen fällt noch schwerer.**
- **Sorgen Sie für frische und feuchte Luft.**
- **Lagern Sie den Oberkörper hoch.**
- **Halten Sie das Kind auf dem Schoß, dann fällt ihm das Atmen leichter.**

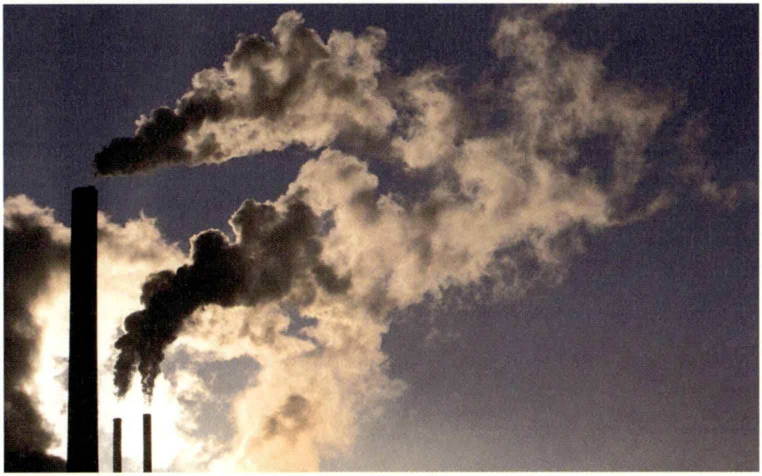

Smog, Abgase und hohe Ozonbelastung tragen erheblich zu Infektionen der Atemwege bei.

tig. Er bessert sich durch kalte Getränke und verschlimmert sich in warmen Räumen, aber auch wenn kalte Luft eingeatmet wird.

Spongia D12: Der Husten ist trocken, rauh und erstickungsartig. Die Stimme ist heiser und rauh, der Kehlkopf sehr berührungsempfindlich. Es gibt wenig und hellen Auswurf. Besserung stellt sich durch Essen und warme Getränke ein.

Weitere Mittel bei Krampf- und /oder Keuchhusten sind Drosera und Ipecacuanha, die auch bei Keuchhusten geeignet sind.

Was bei einem Krupphustenanfall zu beachten ist

Ein Krupphustenanfall kann auch schnell einen bösartigen Verlauf nehmen. In diesen Fällen sollten Sie den Arzt aufsuchen:

- Das Kind ringt nach Luft.
- Das Kind ist auffallend blass.
- Beim Atmen entsteht ein pfeifendes Geräusch.
- Der Puls ist sehr schnell (über 160 Schläge/min).

Weitere Anzeichen, bei denen umgehend ein Arzt aufzusuchen ist, sind eine Schwellung der Lymphdrüsen, „kloßige“ Sprache,

hochschnellendes Fieber, ausbleibender Husten. Diese Symptome weisen auf eine lebensbedrohliche Epiglottitis (Schleimhautentzündung des Kehldeckels) hin, die nach einer Mandelentzündung auftreten kann.
In diesem Fall transportieren Sie das Kind schnellstens in Sitzhaltung zum Arzt. Nehmen Sie auf keinen Fall Untersuchungen des Halses mit Spatel oder Ähnlichem vor.

Heute gibt es eine gut verträgliche Impfung gegen Keuchhusten. Sie ist empfehlenswert, weil Keuchhusten im ersten Lebensjahr sogar tödlich enden kann.

Keuchhusten

Der Keuchhusten (Pertussis) ist eine Bakterieninfektion, die durch Bordetella pertussis hervorgerufen wird. Die Inkubationszeit beträgt zwischen einem und 14 Tagen.
Beim Keuchhusten werden drei Krankheitsstadien unterschieden, die an ihren Symptomen deutlich zu erkennen sind.

Stadium catarrhale

Dauer: ein bis zwei Wochen. Allgemeine Erkältungssymptome, Schnupfen, Bindehautentzündung, uncharakteristischer Husten, leichtes Fieber. Die Ansteckungsgefahr ist in dieser Phase 1 besonders hoch.

Stadium convulsivum

Dauer: zwei bis sechs Wochen. Typische Hustenanfälle treten auf (Serie von 15 bis 20 kurzen, hackenden Hustenstößen mit hörbarem keuchendem Lufteinziehen am Ende des Anfalls). Die Hustenattacken kommen besonders häufig in der Nacht vor. Während der Anfälle kann es zu Erbrechen kommen. Das Gesicht ist rot oder blau angelaufen.

Stadium decrementi

Hustenanfälle und Erbrechen gehen langsam zurück, können aber noch über Wochen und Monate hinweg gelegentlich auftreten.

Homöopathie bei Keuchhusten
Vor der Behandlung sind folgende Fragen zu klären:

- ❖ Wie ist die Gesichtsfarbe bei einem Anfall?
- ❖ Wie sieht der Schleim aus?
- ❖ Zu welchen Zeiten hustet das Kind verstärkt?
- ❖ Was bessert, was verschlimmert den Husten?
- ❖ Welche Begleitsymptome sind auffällig?

Im Stadium catarrhale behandelt man nach den auftretenden Symptomen, also wie beim fieberhaften Infekt und Husten.

Symptomgruppen im Stadium convulsivum
Entscheidende Kriterien zum Auffinden des richtigen Mittels sind die Gesichtsfarbe während des Anfalls und die Beschaffenheit des Schleims.

Bei Neugeborenen und Säuglingen, die sich mit Keuchhusten infiziert haben, müssen Sie sofort zum Arzt gehen - Keuchhusten kann unter Umständen lebensbedrohlich werden.

Allgemeine Maßnahmen bei Keuchhusten

- ▲ **Unruhe, Lärm, Zigarettenrauch, plötzliche Temperaturwechsel meiden.**
- ▲ **Bettruhe nur, solange Fieber besteht.**
- ▲ **Häufige kleine Mahlzeiten (Brei); trockene und feste Speisen können einen Anfall provozieren!**
- ▲ **Nach dem Erbrechen zu Essen und zu Trinken geben, das erhöht die Chance, dass das Kind etwas im Magen behält.**
- ▲ **Während des Anfalls das Kind hochhalten, damit kein Erbrochenes eingeatmet wird.**
- ▲ **Für frische Luft sorgen.**
- ▲ **Hat das Kind kein Fieber mehr und ist sein Zustand stabil, kann eine Luftveränderung (Gebirge) die Hustenattacken reduzieren.**

Arnika gehört zu den beliebtsten Volksheilmitteln.

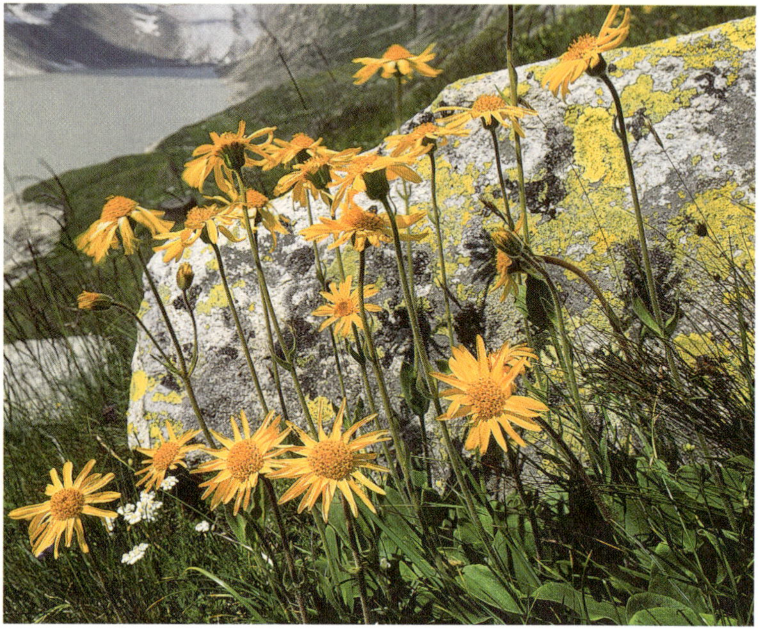

Arnica D12: Bei tiefrotem Gesicht, heißem Kopf, kalten Händen und Füßen. Das Kind neigt zu blutigem Auswurf und blutigem Nasensekret. Es fühlt den Anfall kommen, weint vor- und nachher, hält seine Hand aufs Herz. Die Anfälle verschlimmern sich vor Mitternacht und durch Bewegung.

Typisch für Belladonna-Kinder sind immer das stark gerötete Gesicht und das Festhalten des Brustkorbs beim Husten.

Belladonna D12: Das Kind hat ein tomatenrotes Gesicht, weite Pupillen, trockenen, bellenden Husten. Es weint vor dem Anfall und bei Berührung des Kehlkopfes, es hält den Brustkorb fest. Schlimmer werden die Beschwerden durch Erschütterung, vor Mitternacht, nach dem ersten Schlaf, beim Erwachen.

Drosera D12: Das Gesicht ist purpurrot bis bläulich, oft kommt es zu Nasenbluten und Erbrechen. Nach einem Anfall sind die Kinder nicht erschöpft. D12 Tabletten: nach Anfall dreimal täglich eine Tablette.

Coccus cacti D12: Bei purpurrotem Gesicht, Rasselgeräuschen, erstickenden Anfällen. Nach den Anfällen folgt Erbrechen oder das Aushusten von zähem, fadenförmigem Schleim. Wärme, warme Getränke verschlimmern die Anfälle, Kälte, kalte Getränke bessern sie.

Corallium rubrum D12: Bei purpurrotem Gesicht. Vor dem Anfall schnappt das Kind nach Luft. Die Anfälle treten meist in Serien auf. Wie bei Coccus stellt sich zäher fadenförmiger Schleim ein, Kälte verschlimmert hier allerdings die Beschwerden.

Cuprum metallicum oder arsenicosum D3: Beim Anfall läuft das Gesicht blau an. Hände und Füße sind kalt. Nach dem Anfall ist das Kind sehr erschöpft und blass. Die Anfälle sind schwer, dauern sehr lange und enden mit Erbrechen. Auch Krampfanfälle können vorkommen.

Ipecacuanha D1: Das Gesicht ist blass, mit kaltem Schweiß bedeckt. Während des Anfalls färbt es sich blaurot oder nur kurz rot. Es kommt zu Brechwürgen, Rasselgeräuschen, meist aber wenig Schleimauswurf. Manchmal blutet die Nase. Nach dem Anfall sind die Kinder erschöpft, erholen sich aber rasch.

Achtung; Bei Verdacht auf Keuchhusten sollte unbedingt ein Arzt hinzugezogen werden.

In Argentum nitricum steckt u. a. die homöopathische Form von Silber.

Impfung gegen Keuchhusten

Heute gibt es einen gut verträglichen, so genannten azellulären Pertussis-Impfstoff. Die Schutzrate bei einer Keuchhustenimpfung liegt bei ungefähr 90 Prozent. Wenn ein nicht geimpftes Kind Kontakt mit einem Keuchhustenkind gehabt hat, kann der Arzt vorsorglich eine Keuchhusten-Nosode (Pertussinum) geben, um den Krankheitsverlauf zu mildern.

Magen-Darm-Beschwerden

Säuglinge und Kleinkinder leiden häufig an Verdauungsbeschwerden, die in der Regel vorübergehend und harmlos sind. Halten sie länger an, sollte man einen Arzt aufsuchen.

Appetitstörungen

Acidum muriaticum D6: Bei Abneigung gegen jegliche Nahrungsaufnahme und bei extremer Schwäche.

Abrotanum D3 bis D6: Bei Appetitlosigkeit oder auch übergroßem Hunger, bei Kälteempfindlichkeit und Wechsel von Durchfall und Verstopfung. Für abgemagerte Kinder mit dickem Bauch.

Aufstoßen

Argentum nitricum D6: Bei heftigem, knalligem Aufstoßen, kleine Mengen werden erbrochen. Blähungen treten auf. Die Kinder verlangen nach Süßem, das aber nicht vertragen wird.

Asa foetida D6 bis D12: Bei übelriechendem Aufstoßen, das explosiv erfolgt.

Calcium carbonicum D6 bis D12: Die Kinder stoßen sauer auf, auch der Stuhl riecht sauer. Häufig sind phlegmatische Kinder betroffen, die am Kopf und an den Füßen schwitzen.

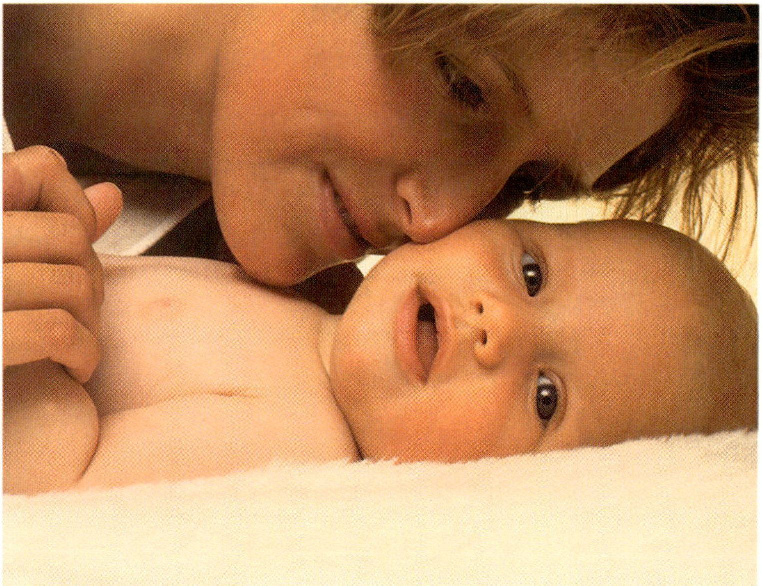

Geborgenheit und Zuwendung braucht Ihr Kind, egal ob es krank oder gesund ist.

Bauchschmerzen

Alle Störungen im Magen-Darm-Bereich können von Bauchweh begleitet sein. Im Allgemeinen ist dies harmlos, Vorsicht ist jedoch bei plötzlich einsetzenden, starken Bauchschmerzen geboten. Hier sollte man unbedingt einen Arzt aufsuchen, da eine Blinddarmentzündung dahinter stecken könnte (siehe auch Seite 66).

Wenn bei Kindern wiederholt Bauchschmerzen auftreten, kann auch Wurmbefall die Ursache sein. Das kann der Arzt durch Untersuchung einer Kotprobe feststellen und dann das geeignete Wurmmittel verschreiben. Haben Säuglinge, die gestillt werden, Bauchschmerzen und Koliken, kann dies auf Fehlernährung der Mutter zurückzuführen sein. Stillende Frauen sollten keine blähenden Gemüse wie Kohl und Bohnen zu sich nehmen.

Wenn das Kind zu viele verschiedene Sachen durcheinander gegessen hat und davon Bauchweh bekommen hat, hilft meist Belladonna.

Homöopathie bei Bauchschmerzen

Belladonna D4: Bei Schmerzen, die abwechselnd kommen und gehen.

Kinder leiden häufig an Bauchschmerzen und Blähungen. Eine Selbstbehandlung erscheint daher besonders sinnvoll.

Colocynthis D6: Bei krampfartigen Schmerzen, die das Kind zum Zusammenkrümmen zwingen. Die Beschwerden verschlimmern sich durch Nahrungsaufnahme. Das Arzneimittel sollte stündlich gegeben werden.

Magnesium phosphoricum D3: Bei kolikartigen Schmerzen, Wärme und Druck lindern die Schmerzen. Das Arzneimittel stündlich geben.

Nux vomica D6: Bei Bauchweh nach Verzehr verdorbener Speisen, und wenn das Kind durcheinander gegessen hat.

Blähungen

Allium cepa D4 bis D6: Bei Blähungskoliken, vor allem in Verbindung mit Durchfällen nach wasserhaltigen, sauren Speisen (Salat).

Arnica D6: Bei Blähungen, die unangenehm faulig riechen. Die Kinder sind sehr matt.

Argentum nitricum D6: Blähungen werden oft durch heftiges, knalliges Aufstoßen begleitet, wobei kleine Mengen erbrochen werden. Die Kinder verlangen nach Süßem, das nicht vertragen wird.

Asa foetida D12: Bei stinkenden Winden, gemeinsam mit dauerndem Aufstoßen.

Chamomilla D4: Bei Blähungskoliken mit aufgetriebenem Oberbauch.

Lycopodium D12: Wenn gleichzeitig Leberbeschwerden bestehen und bei einem stark aufgeblähten Leib.

Natrium phosphoricum D6: Das Kind hat intensive Blähungen. Kot und Schweiß riechen oft säuerlich. Die Zunge ist nur an der Basis weiß oder gelb belegt.

Nux vomica D6: Bei Blähungskoliken, nachdem viel durcheinander gegessen wurde; speziell für reizbare Kinder.

Durchfall

Als Durchfall bezeichnet man das Auftreten wässriger Stühle. Statt des normalen Wassergehalts von 75 Prozent enthalten flüssige Stühle über 80 Prozent Wasser. Auslöser dafür ist immer eine Störung der Darmschleimhaut, die verschiedene Ursachen haben kann.

Bei empfindsamen Kindern kann der Durchfall auch durch seelische Ursachen - etwa durch Angst oder Aufregung - ausgelöst werden.

Hinweis auf andere Erkrankungen

Durchfall ist ebenso wie Erbrechen nur ein Symptom, hinter dem sich eine Reihe von Erkrankungen verstecken kann. Grundsätzlich können Mikroorganismen (Bakterien, Viren, Einzeller) Durchfall hervorrufen (insbesondere, wenn der Durchfall während einer Urlaubsreise auftritt). In diesem Fall

Richtige Ernährung bei Durchfall

- **Ungeeignet:**
  fetter Käse, Braten oder Fritiertes, Müsli oder Vollkornbrot, Milch und abführende Lebensmittel, z.B. Melone
- **Geeignet:**
  Reis, Bananen, Haferschleim, Grießbrei, Zwieback und trockene Kekse, geriebener Apfel, geriebene Karotte
- **Wenn das Kind in der Durchfallphase keinen Appetit hat, zwingen Sie es nicht zum Essen. Wenn der Durchfall aufhört und das Kind wieder essen mag, geben Sie zunächst nur leichtverdauliche Gerichte, so riskieren Sie keinen Rückfall.**

Vorsicht bei länger anhaltendem Durchfall: Die Flüssigkeits- und Salzverluste müssen unbedingt ausgeglichen werden.

spricht man von infektiösem Durchfall. Bei Kindern sind Durchfälle jedoch meist nicht infektiös.

Mögliche Ursachen von Durchfall

- Genuss von unverträglichen und verdorbenen Speisen. Hier versucht der Körper, sich selbst zu helfen und die unverdauliche Kost möglichst schnell los zu werden.
- Überreizung des vegetativen Nervensystems. Viele Kinder bekommen bei großer Angst oder Aufregung Durchfall.
- Unverträglichkeit von bestimmten Lebensmitteln, wie z. B. Kuhmilchprodukten.
- Leber- und Bauchspeicheldrüsenerkrankungen. In diesem Fall kann die Nahrung nicht mehr richtig verdaut werden und es kommt zu Stühlen, die in der Konsistenz verändert und zu flüssig sind.

Allgemeine Maßnahmen bei Durchfall

Bei Kleinkindern und Säuglingen führen Gärungsvorgänge häufig zu flüssigen Stühlen. Diese eigentlich richtige Reaktion des Körpers, sich von dem unverträglichen Nahrungsmittel möglichst rasch zu befreien, lässt ihm aber nicht ausreichend Zeit, Wasser, Mineralstoffe und Salze zurückzugewinnen.
Bei der Selbstbehandlung eines Durchfalls müssen Sie vor allem Flüssigkeits- und Salzverluste ausgleichen.

- Versuchen Sie, das Kind zum Trinken zu animieren.
- Geben Sie Ihrem Kind keine kalten Getränke, das würde den Darm erneut reizen. Ideal sind Kräutertees (Kamille, Pfefferminze), die oft zusätzlich krampflösend wirken.
- Geben Sie Ihrem Kind lauwarmes Mineralwasser. Wasser mit wenig Kohlensäure verursacht auch weniger Blähungen. Gleichen Sie den Salzverlust aus, indem Sie eine Prise Salz in den Tee rühren.

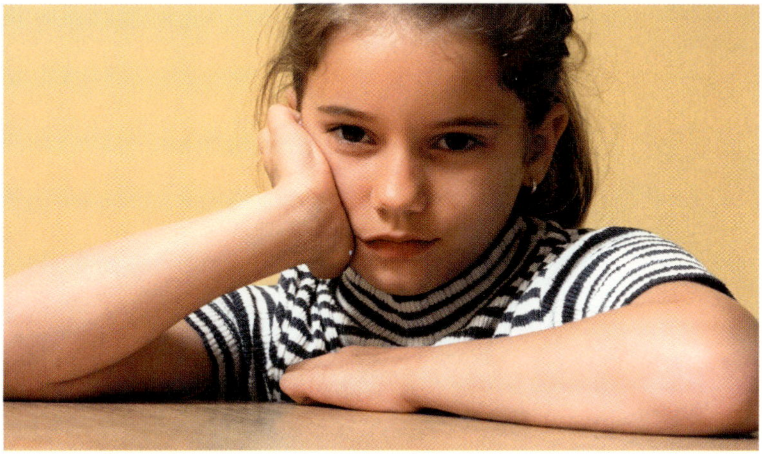

Ist Ihr Kind mehrere Tage blass, abgeschlafft und teilnahmslos, sollten Sie unbedingt zum Arzt gehen.

❖ Geben Sie die Flüssigkeit löffelweise, das beugt Erbrechen vor, wenn das Kind an Brechdurchfall leidet.

Gerbstoffe helfen der Darmschleimhaut

Neben dieser Basistherapie gibt es auch verschiedene Hausmittel, die durch ihren Gehalt an Gerbstoffen eine günstige Wirkung auf die Darmschleimhaut ausüben.

Wenn Ihr Kind keinen Kräutertee mag, können Sie ihm auch eine kräftig gewürzte Hühnerbrühe anbieten.

„Cocktail" zum Salzausgleich

- **Mixen Sie**
  1 Liter Wasser, 1 Teelöffel Kochsalz
  und 2 Esslöffel Traubenzucker.
- **Zur geschmacklichen Verbesserung der Mixtur kann etwas verdünnter Obstsaft (kein Pflaumen- oder Johannisbeersaft – abführende Wirkung!) zugegeben werden. Mit diesem Getränk erhält der Darm das verlorene Salz zurück. Auch kann der Traubenzucker leicht resorbiert werden, wodurch der Flüssigkeitsverlust des Körpers schneller ausgeglichen wird.**

Bei einem Säugling, der gestillt wird, ist es normal, wenn der Darm fünf- bis sechsmal pro Tag entleert wird und der Stuhl etwas flüssig ist.

In den obersten Schichten der Darmschleimhaut und des Bindegewebes bilden Gerbstoffe eine feine Membran und können so die Sekretion von Wasser und Elektrolyten in das Darmlumen hemmen.

Bei Gärungsdurchfällen von Kindern wirken:

- Getrocknete Heidelbeerfrüchte (im Reformhaus erhältlich). Sie enthalten ca. zehn Prozent Gerbstoffe vom Catechintyp.
- Grüner und schwarzer Tee. Wenn man ihn mindestens vier Minuten ziehen lässt, enthält er besonders viel Gerbstoffe.

Homöopathie bei Durchfall

Acidum lacticum D6: Bei sauer riechenden Durchfällen, großem Durst, Speichelfluss und Blähungskoliken.

Acidum muriaticum D6: Bei wässrigem Durchfall mit Blähungskoliken, Schwäche.

Acidum nitricum D3 bis D6: Bei grünen, schleimigen, blutigen Stühlen, die bei der Entleerung schmerzen.

Acidum sulfuricum D6: Die Stühle riechen sauer oder nach faulen Eiern. Die Kinder sind schwach und schwitzen beim Trinken.

Antimonium crudum D4 bis D6: Bei flüssigem Stuhl mit unverdauten Klumpen. Durchfall wechselt mit Verstopfung. Die ganze Zunge ist dick weiß belegt. Oft sind widerspenstige Kinder betroffen.

Alarmzeichen bei Durchfall

Durchfall ist bei kleinen Kindern und Säuglingen gefährlicher als bei Erwachsenen, da die kleinen Körper sehr schnell austrocknen. Das ist lebensbedrohlich!
Falls Sie unsicher sind, gehen Sie mit Ihren Kindern lieber einmal „zuviel" zum Arzt.

Folgende Symptome sind bei kleinen Kindern Alarmzeichen, bei denen unbedingt der Arzt geholt werden sollte:

- **Teilnahmslosigkeit**
- **Schwäche**
- **Schlaffe Haut**
- **Eingesunkene Fontanelle (kleine Knochenlücke in der Schädeldecke des Säuglings)**
- **Eingefallenes Gesicht mit übergroß erscheinenden Augen**
- **Fehlende Urinausscheidung**
- **Mundatmung**

Mit älteren Kindern suchen Sie bei folgenden Anzeichen den Arzt auf:

- **Mindestens eine Darmentleerung pro Stunde.**
- **Der Durchfall hält trotz Behandlung länger als drei Tage an.**
- **Im Stuhl sind Blut- und Schleimbeimengungen enthalten.**
- **Das Kind hat Fieber über 39 °C.**
- **Fieber und Durchfall treten während eines Aufenthalts in einem Malaria-Gebiet auf.**
- **Krampfartige Schmerzen und ein starkes Krankheitsgefühl treten neben dem Durchfall auf.**
- **Himbeergeleeartig aussehender Stuhl.**
- **Neben dem Fieber treten ein starkes Krankheitsgefühl und Lethargie oder starke Müdigkeit auf.**

Wichtig: Bei Durchfall Flüssigkeit in ausreichender Menge zuführen!

Damit Sie schneller und leichter das passende Mittel finden, haben wir in nebenstehendem Kasten die wichtigsten Beispiele zusammengefasst.

Apocynum D3: Die Stühle sind wässrig, gelb, es kommt zu spritzenden Entleerungen. Oft erbrechen die Kinder nach dem Essen, haben Blähungen, eine trockene Zunge und viel Durst.

Arnica D6: Die Stühle riechen faulig und sind schleimig bis blutig. Die Kinder sind sehr erschöpft.

Arsenicum album D6: Wenn der Durchfall von starkem Krankheitsgefühl begleitet ist, oft in Verbindung mit Erbrechen. Es kommt zu Durchfall von ätzender Schärfe, der

Übersicht: Homöopathie bei Durchfall

Beschaffenheit des Stuhls

Stinkend	**Acidum sulfuricum, Arnika Arsenicum, Asa foetida, Carbo vegetabilis, Chamomilla, Sulfur**
Wässrig	**Acidum muriaticum, Antimonium crudum, Apocynum, Asa foetida, Natrium sulfuricum, Veratrum album**
Sauer	**Acidum lacticum, Magnesium carbonicum, Rheum**
Gelb-schleimig	**Bryonia, Chelidonium, Podophyllum**
Grün-schleimig	**Argentum nitricum, Chamomilla, Ipecacuanha, Kalium bromatum, Magnesium carbonicum**
Große Menge	**Podophyllum, Veratrum album**
Unverdaut	**Arsenicum, Oleander**
Wundmachend	**Acidum nitricum, Arsenicum, Chamomilla, Sulfur**

Übersicht: Homöopathie bei Durchfall

Begleiterscheinungen

Abneigung gegen Nahrung	Acidum muriaticum, Ipecacuanha
Mit Durst	Acidum lacticum, Apocynum, Arsenicum, Bryonia, Podophyllum
Ohne Durst	Ipecacuanha
Bauchschmerzen	Chamomilla, Magnesium carbonicum
Witterungsabhängig	Bryonia (warmes Wetter folgt auf kaltes) Dulcamara (kaltes Wetter folgt auf warmes, feuchte Kälte)
Erschöpfung	Acidum muriaticum, Acidum sulfuricum, Antimonium crudum, Argentum nitricum, Arsenicum, Oleander, Veratrum album
Beim Zahnen	Chamomilla, Podophyllum

Bei Unverträglichkeit

Von kalten Speisen	Antimonium crudum, Arsenicum, Bryonia
Von Fett	Carbo vegetabilis
Von Milch	Acidum muriaticum, Ipecacuanha
Von Obst	Acidum muriaticum, Ipecacuanha
Von sauren Speisen	Antimonium crudum, Allium Cepa
Von wässrigen Speisen	Allium Cepa

Bei der Selbstbehandlung von Durchfall bei Kindern ist eine sorgfältige Beobachtung sehr wichtig.

Tritt der Durchfall beim zahnenden Säugling auf, empfiehlt sich die Gabe von Chamomilla oder Podophyllum.

den After reizt und wund macht. Das Kind ist durstig, trinkt aber nur wenig. Kalte Getränke verschlimmern die Beschwerden. Betroffen sind schwächliche, ängstliche und unruhige Kinder.

Asa foetida D6 bis D12: Bei flüssigen, dunkelbraunen Stühlen und Blähungen, die überaus stinken.

Bryonia D6: Durchfall nach kalten Getränken, besonders im Sommer, wenn warmes Wetter auf kaltes folgt. Die Kinder haben Durst auf große Mengen in großen Abständen. Besserung tritt durch kalte Umschläge und Ruhe ein.

Carbo vegetabills D4: Bei Durchfall nach fettem Essen.

Allium cepa D4 bis D6: Durchfälle nach wasserhaltigen, sauren Speisen, z. B. Salat, sowie Blähungskoliken.

Chamomilla D6: Bei hellen, grünlichen, faulig stinkenden Stühlen (wie gehackte Eier) und geblähtem Bauch, Trommelbauch, Bauchweh. Tritt auch während der Zahnung auf.

Chelidonium D3 bis D6: Bei gelben oder grauen Stühlen. Typisch ist eine dick gelb belegte Zunge. Wärme und das Trinken warmer Getränke verschaffen Besserung.

China D6 bis D12: Bei Durchfällen bald nach dem Essen. Bei der Stuhlentleerung werden viele Blähungen abgesetzt. Oft wird der Durchfall jeden zweiten Tag beobachtet. Die Beschwerden bessern sich durch den Verzehr von Obst und Milch.

Dulcamara D4 bis D6: Bei Durchfällen während nasskaltem Wetter, besonders nach vorhergehendem warmem Wetter.

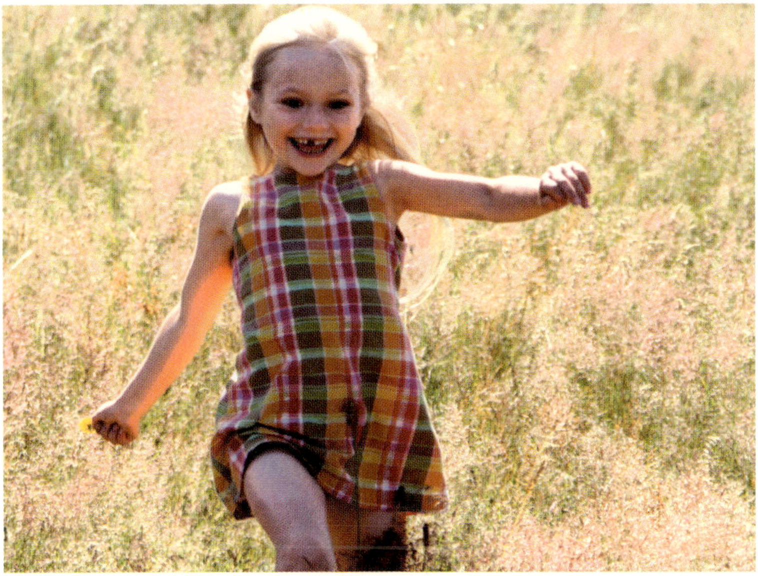

Lachen ist die beste Medizin - auch gegen Angst vor der Schule.

Zusätzlich treten heftige Bauchschmerzen auf. Der Durchfall wechselt sich mit auffälligen Hauterscheinungen ab.

Gelsemium D30: Bei Schulkindern, wenn der Durchfall vor Prüfungen auftritt.

Nervös bedingter Durchfall, vor allem bei Schulkindern, wird mit Gelsemium behandelt.

Ipecacuanha D6: Bei schleimigen, schaumigen, grünlichen Stühlen. Das Kind mag nichts essen.

Jalapa D12: Der Durchfall tritt nur nachts auf, oft schreit das Kind heftig dabei.

Kalium bromatum D6: Bei grünem, wässrigem Stuhlgang und Durchfall beim Zahnen. Häufig sind sehr unruhige Kinder betroffen.

Magnesium carbonicum D4 bis D6: Bei sauren, grünlichen, schleimigen Stühlen, die an Froschlaich erinnern. Oft frösteln die Kinder, sind müde und haben eine Abneigung gegen Milch.

Natrium carbonicum D6: Bei Durchfall nach Genuss von Milch und Gemüse. Betroffen sind schwächliche, fröstelnde Kinder, die sich nach dem Essen schlechter fühlen.

Natrium murlaticum D12: Wässriger Durchfall, großer Durst und Verlangen nach Salzigem und Pikantem.

Natrium sulfuricum D4: Bei wässrigem Stuhlgang mit Bröckchen, der vorwiegend morgens, spritzend und mit vielen übelriechenden Blähungen entleert wird. Die Zunge ist braun oder grün-gelb belegt. Die Kinder frieren, selbst im Bett. Bei feuchtem Wetter verschlimmern sich die Beschwerden.

Nux vomica D6: Bei Durchfall, nachdem die Kinder viel durcheinander gegessen haben.

Oleander D6 bis D12: Bei unverdauten Stühlen und vielen Blähungen, betrifft schwächliche Kinder mit Ekzemneigung.

Podophyllum D4: Wenn große Mengen Durchfall produziert werden, oft auch beim Zahnen. Der Stuhl ist gelb und schleimig, stinkt ekelhaft und wird spritzend abgesetzt. Die Kinder haben ein Leere- und Elendgefühl im Bauch, oft auch Magenkoliken und einen pappigen Mund.

Rheum D4 bis D6: Mittel bei Diarrhöen im Sommer, die nach unreifem Obst und beim Zahnen auftreten. Die Stühle sind sauer, schaumig, mehr breiig als flüssig. Schmerzen treten vor und bei der Stuhlentleerung auf.

Wenn Ihr Kind neben dem Durchfall an Husten leidet, können Sie es mit Rumex crispus versuchen.

Rumex crispus D4 bis D6: Bei Durchfall, der in Verbindung mit trockenem, anhaltendem Reizhusten auftrifft. Oft verbessern sich die Beschwerden in den frühen Morgenstunden.

Taraxacum D3: Bei Durchfall (und Erbrechen) nach fetten Speisen. Es kommt zu vielen Blähungen und Speichelfluss.

Sulfur D6 bis D12: Stinkender, wundmachender Durchfall vorwiegend morgens, wobei die Blähungen nach faulen Eiern riechen. Der After und seine Umgebung sind gerötet.

Veratrum album D6: Wenn der Durchfall wässrig ist und die Kinder sehr erschöpft sind.

Welche Ursache die Mandelentzündung hat - ob es sich um eine Virusinfektion oder eine Infektion durch Bakterien handelt, kann nur der Arzt abklären.

Mandelentzündung

Eine akute Mandelentzündung (Angina) kann sowohl von Viren als auch von Bakterien ausgelöst werden. Bei der Infektion durch Viren entwickeln sich die Beschwerden langsamer und sind weniger stark; die Lymphknoten sind kaum geschwollen und die Mandeln haben keine Beläge. Eine Virusinfektion kann aber in eine bakterielle Infektion übergehen; dann kommen zur Rötung und eventuellen Schwellung der Mandeln eitrige Stippen oder gelbliche Beläge hinzu, die

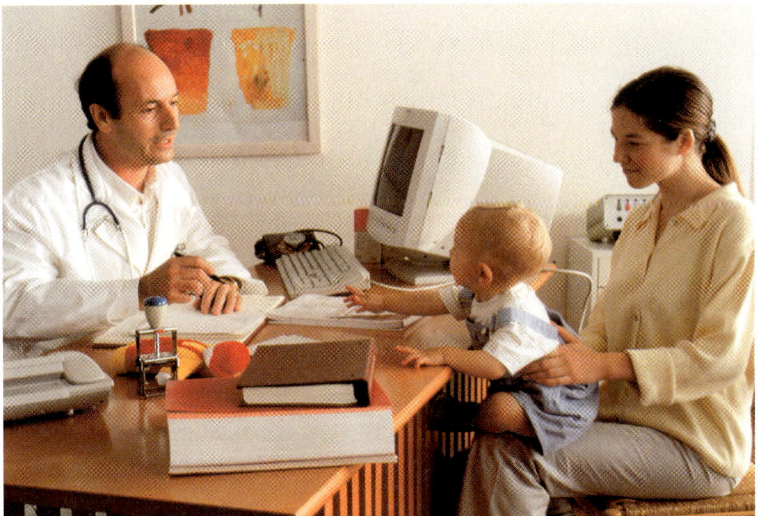

Bei ernsthaften Erkrankungen ist der Arztbesuch unbedingt erforderlich.

Bei dem Krankheitsbild Mandelentzündung unterscheidet man zwei Phasen, die mit verschiedenen Mitteln behandelt werden.

sich auf den Mandeln bilden. Wird eine Mandelentzündung durch Bakterien (meist Streptokokken) ausgelöst, beginnt die Erkrankung sehr heftig und plötzlich mit hohem Fieber, sehr starken Schmerzen beim Schlucken und mit Schwellungen der Lymphknoten am Kieferwinkel.

Gefahren bei einer eitrigen Mandelentzündung

Bei einer eitrigen Mandelentzündung besteht die Gefahr einer Streuung, vor allem wenn die Abwehrkräfte des Körpers geschwächt sind. Sind die Mandeln eitrig, ist es nötig, den Rat des Arztes einzuholen. Gefürchtete Komplikationen, die aber eher selten auftreten, sind z. B. eine durch Streptokokken ausgelöste Endokarditis (Entzündung der Herzinnenhaut), eine akute Nierenentzündung oder akutes rheumatisches Fieber.

Homöopathie bei Mandelentzündung

Erste Phase

Für die erste Phase, in der die Mandeln rot und geschwollen, aber keine eitrigen Beläge zu sehen sind, stehen vier Mittel zur Auswahl: Belladonna, Phytolacca, Apis und Cantharis.

Apis D6 bis D12: Vor allem das Zäpfchen ist stark geschwollen. Die Schleimhäute sind rot, aber blasser als bei Belladonna. Stechende, brennende Schmerzen treten auf. Das Kind hat keinen Durst. Der Hals ist sehr berührungsempfindlich. Wärme, warme Getränke, warme Halswickel oder ein Schal verschlimmern die Beschwerden. Besserung tritt durch Kälte und frische Luft auf. Mandelentzündungen, die zu Apis passen, sind eher mit Komplikationen verbunden als zu Belladonna passende. Der Arzt sollte die Nieren untersuchen.

Belladonna D12: Zäpfchen, Rachen und Mandeln sind intensiv hellrot. Letztere sind außerdem geschwollen. Der Mund ist trocken, die Zunge rot, trocken und glänzend (Himbeerzunge). Kind kann kaum schlucken und sprechen; es verlangt nach kalten Getränken und trinkt in kleinen Schlucken, obwohl die kalte Flüssigkeit mehr Schmerzen bereitet. Die Haut ist rot, heiß, schweißig. Das Gesicht glänzt und ist hochrot. Obwohl das Kind schwitzt und dampfig ist, will es zugedeckt bleiben. Der Zustand verschlimmert sich durch kalte Getränke, kalte Halswickel, Schlucken, Sprechen, Kälte und in der Nacht.

Bei der sogenannten Seitenstrang-Angina hat sich Phytolacca als homöopathisches Arzneimittel bewährt.

Cantharis D6: Die Kinder haben große Schmerzen und viel Durst, sie schreien aber nach dem ersten Schluck vor Schmerzen. Der Rachen ist voller zähem Schleim.

Phytolacca D4 bis D12: Rachen und Mandeln sind dunkelrot. Später bilden sich weiße Stippen, die zu Belägen zusammenfließen. Die stechenden Schmerzen strahlen bis zum Ohr aus. Die rechte Seite ist oft stärker befallen. Das Fieber ist nicht schweißig wie bei Belladonna. Der Kopf ist warm, der Körper eher kalt. Das Kind fühlt sich sehr schwach, will sich aber bewegen. Seine Halsschmerzen verschlimmern sich durch warme Getränke, sie bessern sich durch kalte. Phytolacca wirkt gut bei Seitenstrang-Angina.

Zweite Phase

Für die zweite Phase, in der sich eitrige Stippen auf den Mandeln gebildet haben, stehen vor allem zwei Mittel zur Auswahl: Mercurius solubills und Hepar sulfuris.

Hepar sulfuris ab D6: Verhindert Abszessbildung bei schwacher Abwehrleistung. Das Kind klagt über sehr starke stechende, splitterartige Schmerzen (wie Nadelstiche), es fröstelt auch, wenn es Fieber hat, und schwitzt sehr stark, deckt sich aber nicht auf (wie bei Belladonna). Es ist unruhig und

Auch bei Masern werden zwei unterschiedliche Stadien beobachtet, die eine jeweils andere Therapie erfordern.

sehr reizbar. Die Halsschmerzen verschlimmern sich durch trockene Kälte und bessern sich durch feuchte Wärme, warme Getränke und warme Umschläge.

Mercurius solubilis ab D12: Die Mandeln sind dunkel- bis bläulichrot und geschwollen. Die Zunge ist schmutzig belegt und geschwollen (Zahneindrücke am Rand). Es kommt zu fauligem Mundgeruch und zähem Speichel. Das Kind ist sehr durstig, obwohl die Schleimhäute feucht sind. Seine Lymphknoten sind verdickt und schmerzen. Nachts verstärken sich Fieber, Schmerzen und Unruhe. Wärme verschlimmert die Schmerzen. Wenden Sie keine niedrigeren Potenzen als D 12 an, da sonst eine Abszessbildung angeregt werden könnte.

Masern

Die Masern sind eine hochansteckende Viruserkrankung, die in zwei Stadien auftritt: als Stadium catarrhale oder Prodromalstadium und als Stadium exanthematicum.
Das Stadium catarrhale beginnt etwa acht bis zwölf Tage nach der Ansteckung. Es kommt zu Fieber, Lichtempfindlichkeit, Schnupfen, Halsschmerzen, Augenbindehautentzündung, Husten. Gegen Ende dieses Stadiums fällt das Fieber wieder ab. Auf der Wangenschleimhaut, in der Gegend der unteren

Mögliche Komplikationen bei Masern

- **Mittelohrentzündung**
- **Lungenentzündung**
- **Masernkrupp**
- **Masernenzephalitis**
  (Gehirnentzündung)

Bei der seltenen Enzephalitis kommt es zwei bis fünf Tage nach Erscheinen des Hautausschlags zu hohem Fieber, Bewusstlosigkeit und Krämpfen.

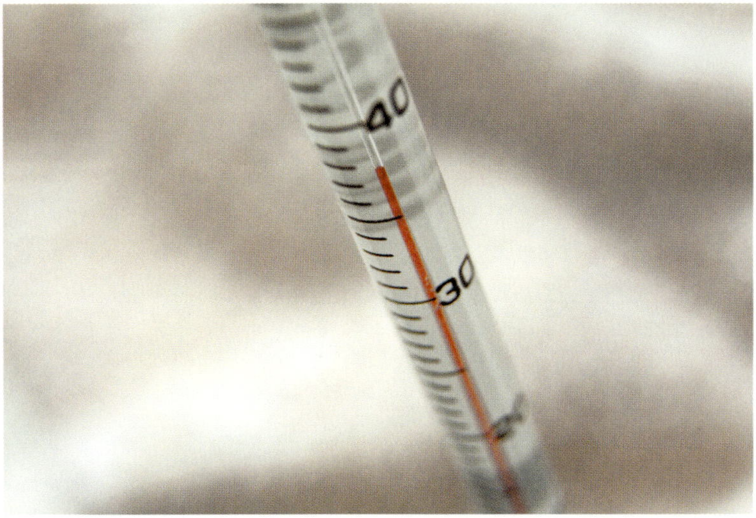

Masern sind immer von meist hohem Fieber begleitet.

und oberen Backenzähne erscheinen kleine, weiße salzkornartige Flecken, die so genannten Koplik-Flecken. Dann steigt das Fieber wieder und in Gesicht und Nacken werden die typischen roten Masernflecken sichtbar, die sich dann über den ganzen Körper ausbreiten. Dies ist das Stadium exanthemicum.

Wer schon einmal Masern gehabt hat, ist für den Rest seines Lebens vor einer Ansteckung geschützt.

Homöopathie bei Masern

In der Homöopathie werden Masern nach den Symptomen behandelt. Im Stadium catarrhale geht es darum, für einen milden und komplikationsfreien Verlauf zu sorgen. In dieser Phase wird selten Masern diagnostiziert, weil die Symptome noch unklar sind.

Stadium catarrhale

Allium cepa D12: Bei scharfem Fließschnupfen, viel Niesen.

Euphrasia D12: Bei starker Bindehautentzündung mit scharfen Tränen. Die Lidränder sind gerötet, die Tränen brennen, die Nase läuft (mildes Nasensekret).

In sehr seltenen Fällen können komplizierte Verläufe von Masern zentral nervöse Störungen nach sich ziehen.

Wie Sie eine Notfallsituation erkennen

- **Unruhe geht in große Schwäche über.**
- **Das Gesicht wird blass-bläulich, kühl, etwas gedunsen oder spitz.**
- **Die Atmung wird schnell und kurz.**
- **Der Puls geht schnell oder langsam und wird schlecht fühlbar.**
- **Das Fieber sinkt plötzlich, nach Schüttelfrost steigt es sehr schnell wieder.**
- **Fieberhöhe und Pulsfrequenz passen nicht zusammen (hohes Fieber und langsamer Puls / kein Fieber und schneller Puls).**
- **Die Schleimhaut wird schmierig und blaurot.**
- **Die Sprechweise wird „kloßig".**

Sticta pulmonaria D12: Das Kind hat eine verstopfte Nase und muss sich dauernd schneuzen. Die Entzündung beginnt in der Nase und bewegt sich abwärts.

Stadium exanthemicum

Hauptmittel bei normalem Verlauf sind ***Pulsatilla*** und ***Ferrum phosphoricum.***

Belladonna D12: Bei starkem tomatenrotem Hautausschlag. Das Mittel empfiehlt sich bei kräftigen Kindern.

Bryonia D12: Bei starkem, schmerzhaftem Husten. Das Kind hält beim Husten die Brust und hat viel Durst. In warmen Räumen verschlimmern sich die Beschwerden.

Ferrum phosphoricum D12: Das Kind hat ein rotes Gesicht im Liegen, beim Aufrichten wird es blass. Der Kreislauf ist schwach, die Nase blutet.

Pulsatilla D12: Bei dicken, gelben, aber milden Sekreten in Auge, Nase und Rachen. Das Kind hat wenig Durst, ist weinerlich und will frische Luft und einen kühlen Raum.

Wenn kein Ausschlag vorhanden ist
Hat sich der maserntypische Hautausschlag (Exanthem) entwickelt, ist die Krise meistens überwunden. Wenn sich kein Exanthem entwickelt, gibt man Sulfur. In diesem Fall sollte man einen Arzt oder Homöopathen hinzuziehen.

Sulfur D30: Kinder neigen zu Ekzemen und unreiner Haut.

Ammonium carbonicum D12: Für schwache, kreislauflabile Kinder, bei rasselnder Atmung.

Was man bei Masern noch tun kann
Sie können Ihrem Kind die Beschwerden wesentlich erleichtern, wenn Sie bei der Pflege Folgendes berücksichtigen:

- Vor und während der Fieberperiode für reichliche Flüssigkeitszufuhr sorgen (gesüßter Tee, Obstsäfte, Mineralwasser; Milchgetränke als Kalorienzufuhr anbieten, wenn das Kind nichts essen will).

Schutz durch Impfung

Der sicherste und wirksamste Schutz vor einer Erkrankung an Masern ist das Impfen: danach entwickeln 97 Prozent der geimpften Kinder Antikörper, jedes fünfte bis zehnte Kind bekommt als Reaktion leichtes Fieber und „Impfmasern", die nicht ansteckend sind. Dank der Masernschutzimpfung haben die Todesfälle durch diese Krankheit in Deutschland stark abgenommen. In den Jahren von 1950 bis 1984 sanken sie beispielsweise von jährlich 272 auf drei.

Ernste Verläufie der Masern sind meistens mit einem unterdrückten Hautausschlag verbunden. Deshalb: Bei Verdacht auf Masern unbedingt den Arzt aufsuchen!

Wärme lindert die Schmerzen bei Mittelohrentzündung: Das Kind kann sich einfach eine Wärmflasche aufs Ohr legen.

- ❖ Das Kind nicht zum Essen zwingen.
- ❖ Auf einer Bettruhe von sechs bis acht Tagen bestehen.
- ❖ Auf sorgfältige Mundpflege achten.
- ❖ Im Krankenzimmer für viel frische Luft sorgen.

Mittelohrentzündung

Betroffen von einer Mittelohrentzündung sind vor allem Säuglinge und Kleinkinder. Mit zunehmendem Alter tritt diese Erkrankung seltener auf.

Die Erreger sind meistens ganz normale Schnupfenviren, und diese virale Infektion hat in der Regel eine milde Verlaufsform. Die Mittelohrentzündung ist daran zu erkennen, dass beide Ohren schmerzen. Die Symptome sind noch relativ unspezifisch. Eine Virusinfektion kann aber den Weg für eine bakterielle Infektion bereiten, die kompliziert verlaufen kann.

Mittelohrentzündung als bakterielle Infektion

Falls eine bakterielle Infektion Verursacher ist, beginnt die Erkrankung meistens sehr plötzlich mit hohem Fieber und

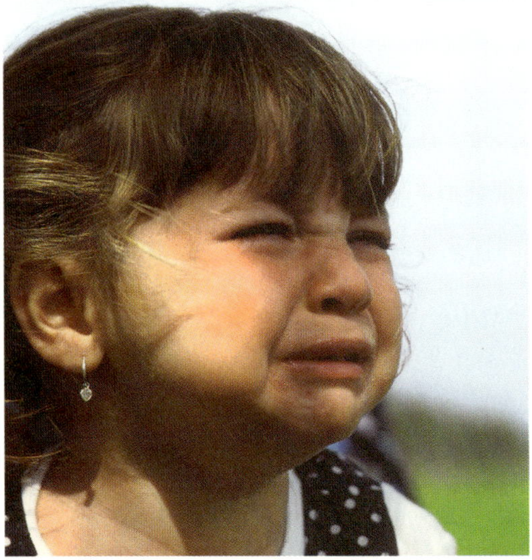

Mittelohrentzündung ist für Kleinkinder meist sehr schmerzhaft

In diesen Fällen sofort zum Kinderarzt!

- **Verdacht auf Ohrenentzündung (Gefahr von Meningitis, wenn der Eiter nicht richtig abfließen kann).**
- **Wenn das Kind über sehr starke Schmerzen, Druckgefühl im Ohr oder Schmerzen hinter den Ohren klagt und schlecht hört.**
- **Wenn Absonderungen aus dem Ohr fließen, bei sehr hohem Fieber oder Steifheit des Nackens.**

starken einseitigen Ohrenschmerzen. Kleine Kinder fassen sich häufig an ein Ohr oder wälzen den Kopf hin und her. Bei Säuglingen ist eine Mittelohrentzündung schlecht zu erkennen. Meist sind sie unruhig, trinken nicht richtig, eventuell kommt es zu Durchfall oder Erbrechen.

Auf Ohrentropfen können Sie getrost verzichten: Sie erreichen nur den äußeren Gehörgang und sind bei einer Mittelohrentzündung wirkungslos.

Homöopathie bei Mittelohrentzündung

Die Arzneimittelauswahl richtet sich nach der Krankheitsursache, nach der Schnelligkeit ihrer Entwicklung und nach der Art des Schmerzes. Sind Allgemeininfekte die Ursache, können Ohrenschmerzen sehr plötzlich und heftig auftreten, meisens nachts. In einem solchen Fall sollte man sofort an drei Mittel denken: Aconitum, Belladonna und Chamomilla.

Aconitum D12: Die Kinder erwachen meist kurz vor Mitternacht, frieren, sind unruhig, ängstlich und klagen über Ohrenschmerzen. Die Ohren sind oft rot und heiß, die Haut trocken und heiß. Die Beschwerden verschlimmern sich in warmen, heißen Zimmern.

Belladonna D12: Bei plötzlichem Beginn eines Allgemeininfekts. Das Gesicht ist rot, die Pupillen weit, die Haut heiß und dampfend. Das Kind will zugedeckt bleiben, obwohl es

Wenn Sie unsicher sind im Hinblick auf die Schwere der Mittelohrentzündung, suchen Sie am besten einen Arzt auf.

Pulsatilla bei Mittelohrentzündung

In manchen homöopathischen Büchern wird unter anderem auch Pulsatilla in niedriger Potenzierung bei einer beginnenden Mittelohrentzündung empfohlen – andere warnen davor, da dieses Mittel Eiterungen provozieren kann.
Pulsatilla sollte jedoch nur in höherer Potenzierung eingesetzt werden, wenn bereits Absonderungen aus dem Ohr fließen – daher sollte man die Entscheidung darüber dem Homöopathen oder Kinderarzt überlassen.

schwitzt. Es kommt zu klopfenden Schmerzen im Ohr. Bei Kälte und Erschütterung verschlimmern sich die Symptome, bei Wärme bessern sie sich.

Chamomilla D6: Die Wange der betroffenen Seite ist heiß und rot, die andere Wange ist blaß. Die Kinder sind übellaunig, reizbar, überempfindlich. Meistens ergibt sich ein stechender Schmerz im Kiefer oder Ohr. Das Kind will herumgetragen und gestreichelt werden. Die Beschwerden werden durch Wärme, warme Getränke und nachts schlimmer, sie bessern sich durch Herumtragen nach Schwitzen (Holundertee geben!). Chamomilla ist das Mittel der Wahl, wenn die Ohrenentzündung zur Zeit der Zahnung auftritt.

Ferrum phosphoricum D12: Bei Ohrenschmerzen; das betroffene Ohr ist gerötet.

Magnesium phosphoricum D12: Bei starken Ohrenschmerzen, die nach kalter Zugluft und Schwimmen im kalten Wasser auftreten. Die Beschwerden werden durch Kälte schlimmer, sie bessern sich durch Wärme.

Mumps

Mumps ist eine sehr ansteckende Viruserkrankung, die zu einer nichteitrigen Schwellung der Ohrspeicheldrüse führt. Die Inkubationszeit beträgt 14 bis 24 Tage. Sechs Tage vor, und 14 Tage nach Auftreten der Schwellung besteht Ansteckungsgefahr. Meistens tritt zuerst an einer Seite des Halses die Schwellung auf, später dann an der anderen. Die Lymphknoten sind vergrößert, auch andere Speicheldrüsen können betroffen sein. Das Kind hat starke Schmerzen beim Kauen und beim Bewegen des Kopfes.

In der Regel ist Mumps eine ungefährliche Kinderkrankheit, in Ausnahmefällen kann es jedoch zu den nebenstehend beschriebenen Komplikationen kommen.

Komplikationen bei Mumps

Mögliche Komplikationen bei einer Erkrankung an Mumps sind Orchitis (Hodenentzündung, die zu Hodenschrumpfung und Fruchtbarkeitsstörungen beim Mann im Erwachsenenalter führen kann), Entzündung der Brustdrüsen, Meningitis (Hirnhautentzündung) sowie Bauchspeicheldrüsen- und Nierenentzündung. Die sicherste Möglichkeit, Komplikationen von Mumps zu verhindern, ist die Impfung!

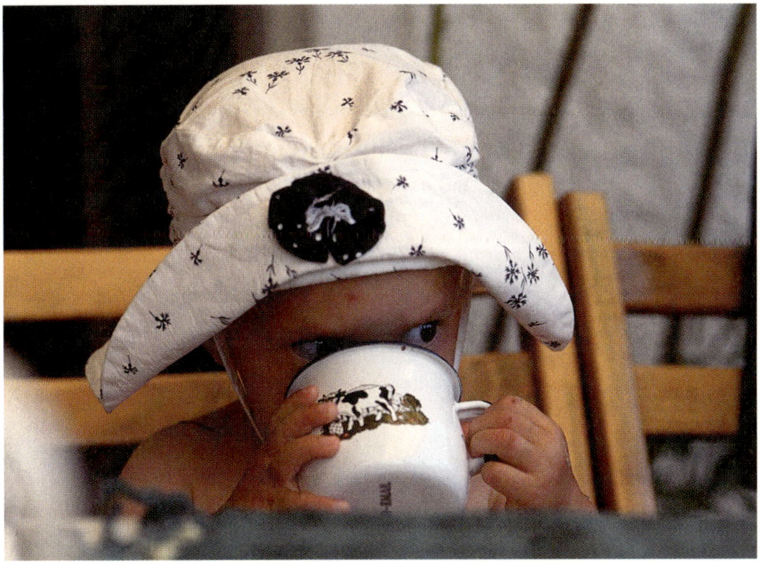

Viel trinken sollte Ihr Kind bei Mumps, da der Mund meist sehr trocken ist.

Mumps hat viele Namen: Ziegenpeter, Bauernwetzel, Wochentölpel.

Homöopathie bei Mumps

Barium carbonicum D12: Kennzeichen ist eine große Mundtrockenheit. Geeignet besonders für Kleinkinder und Kinder, die zu Erkältungen neigen oder vergrößerte Mandeln haben.

Mercurius solubills D12: Statt der Mundtrockenheit wie bei Barium carbonicum findet sich hier reichlicher und übelriechender Speichel.

Nesselsucht

(siehe Allergische Erkrankungen, Seite 42)

Neurodermitis

(siehe Allergische Erkrankungen, Seite 42)

Röteln

Bei Röteln handelt es sich um eine Virusinfektion mit harmlosem Verlauf. In den meisten Fällen ist keine Behandlung notwendig. Manchmal besteht eine schmerzhafte Schwellung im Nackenbereich, besonders hinter den Ohren. Für diesen Krankheitsverlauf stehen drei Mittel zur Auswahl: Apis, Belladonna, Barium carbonicum.

Apis D12: Das Kind hat stechende Schmerzen im Lymphknotenbereich, ist empfindlich gegenüber Berührungen. Wohltuend ist ein kalter Umschlag auf die schmerzende Stelle, Wärme empfindet das Kind als unangenehm. Der Hals ist trocken, das Kind hat aber trotzdem wenig Durst.

Barium carbonicum D12: Die Lymphknoten sind hart. Die Kinder sind anfällig für Erkältungen.

Belladonna D12: Der Infekt beginnt heftig mit rotem Gesicht, die Pupillen sind weit. Im Gegensatz zu Apis wollen die Kinder lieber warme Umschläge auf die geschwollenen Drüsen.

Schlafstörungen

Jeder emotionale Konflikt kann zu Schlafstörungen führen und Kinder machen da keine Ausnahme. Die Symptombilder sind dabei vielgestaltig. Die Kinder stoßen z. B. mit den Armen oder Beinen, rollen den Kopf hin und her, knirschen mit den Zähnen, wollen nur bei Licht einschlafen oder schreien plötzlich und sind desorientiert.

Die Ursache für Schlafstörungen herauszufinden, ist nicht immer leicht. Doch manchmal ist die Lösung viel einfacher, als man denkt, und es hilft schon ein kleines Kuscheltier oder das leichte Öffnen der Vorhänge.

Homöopathie bei Schlafstörungen

Die Auswahl des für Schlafstörungen geeigneten Mittels richtet sich nach den Symptomen, der Zeit des Auftretens und nach den Ursachen. Dies kann etwa ein Schreckerlebnis oder eine Gefühlserregung sein. Es gibt einige homöopathische Beruhigungsmittel, die sich bewährt haben. Darunter sind auch Mittel, zu denen auffällige Symptome passen.
In schwierigen Fällen hilft oft nur eine Konstitutionsbehandlung. Sie verlangt eine eingehende Diagnose, die man unbedingt dem Homöopathen überlassen sollte.

Behandlung auffälliger Symptome

Belladonna D12 bis D30: Das Kind ist unruhig, schreckhaft, überempfindlich gegen Geräusche. Im ersten Schlaf treten Schweißperlen auf die Stirn. Trotz Müdigkeit kann das Kind nicht einschlafen, fährt aus dem Schlaf auf, schreit, stöhnt im Schlaf, zuckt zusammen. Die Symptome zeigen sich verstärkt im ersten Schlaf vor Mitternacht.

Wieviel Schlaf braucht ein Kind?

Das gesunde Kind schläft in den ersten Lebensmonaten etwa 14 bis 18 Stunden, um die Einschulzeit etwa elf und ab dem zehnten Lebensjahr kaum länger als zehn Stunden. Bis zum Kindergarten ist Mittagsschlaf üblich.
Auch bei Kindern ist das Schlafbedürfnis individuell unterschiedlich – manche behalten den Mittagsschlaf bis zum fünften Lebensjahr bei, andere bis zum zweiten.

Bei länger anhaltenden oder immer wiederkehrenden Schlafstörungen ist eine Konstitutionsbehandlung durch einen Homöopathen sinnvoll.

Chamomilla D6: Das Kind hat Schwierigkeiten beim Ein- und Durchschlafen, weil es extrem reizbar ist oder unter sehr starken Schmerzen leidet. Es wehrt sich mit aller Kraft dagegen, ins Bett zu gehen. Nach dem Einschlafen schreckt es häufig auf und zuckt. Es deckt sich auch ab und stöhnt. Die Beschwerden werden durch Wärme schlimmer. Tragen und Wiegen bringt vorübergehend Erleichterung.

Coffea D30: Eines der wichtigsten Mittel bei Schlaflosigkeit. Coffea-Kinder sind aktiv, redselig und leicht erregbar; sie stecken voller Ideen und Pläne für den nächsten Tag. Manchmal tritt die Schlaflosigkeit als Folge einer guten Neuigkeit auf, denn die Kinder können nach freudigen Gemütserregungen schwer zur Ruhe kommen. Wenn sie in der ersten oder zweiten Nachthälfte schlaflos sind, singen oder spielen sie. Allgemein reagieren sie überempfindlich auf Geräusche. Das Mittel sollte bei Schlaflosigkeit an drei Tagen abends gegeben werden.

Stramonium D30: Die Kinder sind ängstlich, besonders im Dunkeln, sie wollen nur bei Licht einschlafen. Sie wälzen sich im Schlaf und schreien plötzlich auf, ohne wach zu werden. Oft träumen sie laut und fühlen sich von Tieren bedroht. Die Kinder knirschen oft mit den Zähnen und rollen den Kopf, manche onanieren. Stramonium täglich abends geben.

Sulfur D12: Tagsüber leidet das Kind an kalten Füßen; sobald es dagegen im Bett liegt, werden die Füße unangenehm heiß. Im Schlaf steckt es die Füße unter der Bettdecke hervor und wirft die Decke ab. Es hat lebhafte Träume, verlangt nach Luft, wacht sehr früh beim leisesten Geräusch auf.

Zincum valerianicum D3: Die Kinder schlafen schwer ein und haben auffällig unruhige Beine.

Hilfe bei Schlafstörungen

Berechnen Sie die Schlafdauer Ihres Kindes, wobei Sie auch den Mittagsschlaf einrechnen müssen. Denn viele der scheinbar schlafgestörten Kinder halten einfach einen zu ausgiebigen Mittagsschlaf und mögen deshalb abends nicht ins Bett gehen. Bringen Sie das Kind erst zur Schlafenszeit ins Bett, nicht vorher. Machen Sie aus dem Zubettgehen ein kleines Ritual, und halten Sie diese Abläufe jeden Abend genau ein.

Bedenken Sie bitte, dass bereits Kinder ein durchaus unterschiedliches Schlafbedürfnis haben. Der Vergleich mit Gleichaltrigen hilft da nur bedingt weiter.

Mittel bei Schlafstörungen zu festen Zeiten
Kalium bromatum D6: Bei Schlafstörungen zwischen 17 und 22 Uhr. Die Kinder haben einen starken Speichelfluss, schrecken in der Nacht hoch, schreien, wissen nicht, wo sie sind und zittern vor Angst.

Lycopodium D15: Für intelligente Kinder mit verdrießlicher Stimmung. Sie wachen gegen 2 Uhr nachts auf, haben Hunger und schreien. Sie stoßen mit Armen und Beinen.

Nux vomica D12: Zwischen 2 und 5 Uhr morgens treten die Schlafstörungen auf. Die Kinder haben Schwierigkeiten, wieder einzuschlafen und wollen spielen. Gegen 6 Uhr schlafen sie wieder ein und wachen nach Stunden schlecht gelaunt auf.

Phosphorus D12: Ähnliche Symptome wie Lycopodium. Auffällig ist hier die geschlechtliche Übererregbarkeit. Das Kind schläft spät ein, ist aber trotzdem früh wach. Es verlangt nach Licht. Im Schlaf hat es ein sehr blasses Gesicht.

Vor allem im Winterhalbjahr ist Dauerschnupfen bei vielen Kindern nichts außergewöhnliches. Doch das muss nicht sein - auch hierfür gibt es bewährte homöopathische Hilfe.

Aconitum D30: Das Kind schreit jede Nacht gegen 24 Uhr, es ist ängstlich und wirft sich im Schlaf unruhig hin und her.

Arsenicum D15: Charakteristisch ist die Angst vor dem Alleinsein. Das Kind ist erst ruhig, wenn es zu den Eltern ins Bett darf. Gelegentlich schreckt es aus dem Schlaf hoch und schreit. Die Krankheitssymptome verschlimmern sich um Mitternacht. Das Kind ist geistig und körperlich unruhig, ängstlich und es fröstelt. Wärme lindert die Beschwerden.

Opium D30: Das Kind schreit im Schlaf vor Angst auf, ohne jedoch aufzuwachen. Opium hilft auch, wenn es als Folge von Schrecken stottert.

Schnupfen

In der Homöopathie wird der Schnupfen als eine überschießende Reaktion des Körpers bewertet, deren Ursachen man behandelt. Deshalb sollten Sie keine abschwellenden oder entzündungshemmenden Nasensprays verwenden - sie unterdrücken nur die körpereigene Abwehr, und es kommt dadurch zu Rückfällen.
Im folgenden Kapitel wird nur der akute Verlauf von Schnupfen oder fieberhaften Infekten abgehandelt. Chronische Verläufe dieser Erkrankungen müssen von einem erfahrenen Homöopathen behandelt werden.

Homöopathie bei Schnupfen

Man unterscheidet drei Arten des Schnupfens:

- Fließschnupfen
- Schnupfen aufgrund einer Abkühlung.
- Schnupfen mit Nasen- und Augenbeteiligung.

Säuglingsschnupfen wird im Kapitel „Homöopathie für Säuglinge“ behandelt (siehe Seite 22f.).

Behandlung von Fließschnupfen

Arum triphyllum ab D6: Kennzeichen sind die blutig roten und wunden Naseneingänge. Die Nase läuft zwar, ist aber trotzdem verstopft. Das Kind atmet mit offenem Mund. Schlimmer sind die Beschwerden nachts, in der Wärme und beim Hinlegen.

Beim Fließschnupfen wird die Nase leicht wund: Cremen Sie sie mit einer milden Salbe öfter mal ein.

Gelsemium ab D12: Der Schnupfen tritt häufig zu Beginn eines fieberhaften Infekts auf. Das Kind hat nur wenig Fieber. Es kommt zu reichlichem, scharfem und wässrigem Nasensekret. Auffallend ist das gerötete Gesicht.

Hepar sulfuris ab D12: Für sehr empfindliche Kinder, die sich schnell erkälten. Die Nase ist in kalter Luft verstopft. Das Nasensekret ist zuerst flüssig, gelblich bis grünlich, später dick und übelriechend. An den Nasenlöchern bilden sich schorfige Krusten. Dieser Schnupfen geht meistens in eine Nasennebenhöhlenentzündung über. Wärme lindert die Beschwerden.

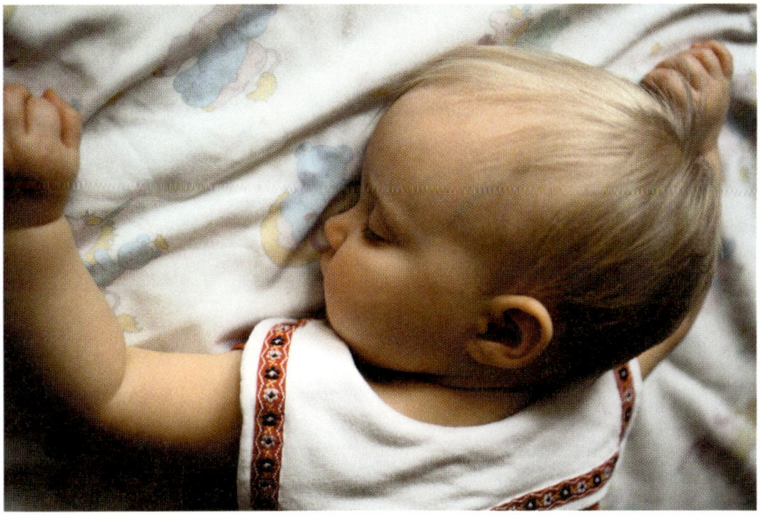

Mit Hilfe homöopathischer Mittel kann Ihr Kind auch bei Schnupfen nachts durchschlafen

Wenn zusätzlich zum Schnupfen die Augen tränen, sind Allium cepa und Euphrasia officinalis wirksame Mittel.

Schnupfen aufgrund einer Abkühlung

Nux vomica ab D6: Der Schnupfen ist nicht sehr stark und auch nicht so scharf wie bei Gelsemium, sondern mild. Die Nase läuft morgens, tagsüber und in der Kälte. Sie ist dagegen nachts und im warmen Raum verstopft. Kalte Luft löst einen heftigen Niesreiz aus.

Sabadilla ab D6: Für empfindliche Kinder, die auf Kälte sofort mit Schnupfen reagieren. Sie haben im Sommer häufig Heuschnupfen, die Nase läuft. Zuerst kommt dünnes, später dickes Nasensekret. Wechselseitig ist eine Nasenseite verstopft, die andere frei. Die Kinder müssen häufig niesen und leiden unter Schluckbeschwerden. Schlimmer wird der Schnupfen durch kalte Luft; besser durch warme Luft und warme Getränke.

Schnupfen mit Nasen- und Augenbeteiligung

Allium cepa ab D6: Auslöser sind oft feuchtkaltes Wetter und nasse Füße. Charakteristisch sind ein scharfes Nasensekret, milde Tränen, eine gereizte Augenbindehaut, wässriger Fließschnupfen, häufiges Niesen. Heiserkeit und trockener Husten können hinzukommen. Schlimmer sind die Beschwerden im warmen Raum, besser im Freien.

Euphrasia officinalis ab D4: Im Gegensatz zu Allium cepa sind hier scharfe Tränen und milder Schnupfen charakteristisch. Der Schnupfen ist außerdem wässrig, macht aber keine wunde Nase. Die Bindehäute sind stark entzündet, die Lidränder gerötet. Die Augenlider verkleben. Die Kinder sind sehr lichtempfindlich. Sie leiden unter einem Reizhusten, der nur am Tag und im Stehen auftritt und sich im Liegen bessert. Die Nase läuft auch nachts. Die Beschwerden sind tagsüber und im warmen Raum schlimmer.

Stottern

Wenn Kinder stottern, dann spielen Medikamente eine untergeordnete Rolle. Bei dieser Verhaltensauffälligkeit steht die psychologische Behandlung des Kindes und die Beratung der Eltern im Vordergrund. Denoch können Sie mit einigen homöopathischen Mitteln versuchen, das Stottern zu mildern.

Stottern stellt für die betroffenen Kinder häufig ein großes Problem dar. Sie schämen sich und ziehen sich immer mehr zurück.

Homöopathie bei Stottern

Agaricus muscaris D12 bis D30: Besonders für Kinder mit verzögerter körperlicher und geistiger Entwicklung und bei solchen, die in der Schule faul sind und ein schwaches Gedächtnis haben. Dieses Mittel ist zur Behandlung stotternder Kinder geeignet, wenn zusätzlich Lid- und Muskelzuckungen auftreten.

Calcium phosphoricum D12: Für unruhige, appetitlose Kinder. Häufig sind die Mandeln vergrößert und die Kinder kauen und spielen an den Fingernägeln. Neben dem Stottern kommt es häufig auch zu Kopfschmerzen.

Causticum D6 bis D12: Für schwächliche, leicht ermüdbare Kinder. Oft haben sie ein blass-graues Aussehen und Augenringe. Das Stottern bessert sich bei feuchtem Wetter.

Cuprum D30: Für unruhige Kinder mit Krampfanfälligkeit. Häufig zucken auch die Hände.

Gelsemium D12. Für Kinder, bei denen das Stottern nach Aufregung und Schrecken auftritt. Die Kinder sind sehr schwach. An der frischen Luft bessern sich die Beschwerden.

Kalium bromatum D6 bis D12: Das Mittel eignet sich für unruhige Kinder, deren Hände ständig in Bewegung sind. Das Stottern verschlimmert sich in den Abendstunden.

Wenn Ihr Kind nach einem erschreckendem Erlebnis plötzlich anfängt zu stottern, können Sie eine Behandlung mit homöopathischem Opium versuchen.

Opium D30: Dieses Mittel ist angezeigt, wenn das Stottern auf einen erlebten Schrecken folgt.

Phosphorus D12: Die Kinder sind mager, schwächlich und zu schnell gewachsen. Sie sind empfindlich, ängstlich und sexuell sehr erregbar (onanieren häufig).

Stramonium D30: Für Kinder, die Angst vor Dunkelheit haben und ohne Licht nicht einschlafen. Sie knirschen häufig mit den Zähnen und rollen den Kopf.

Übelkeit und Erbrechen

Übelkeit und Erbrechen sind Symptome, die bei vielen Erkrankungen auftreten können. Bei Säuglingen und Kleinkindern kommen sie als Reaktion auf eine Nahrungsmittelunverträglichkeit vor, bei Schulkindern nach dem Genuss zu fetter, zu reichlicher oder verdorbener Speisen. Besonders auf Reisen kann Übelkeit auch infektiös bedingt sein.

Homöopathie bei Übelkeit und Erbrechen

Antimonium crudum D4 bis D6: Bei erschöpfendem Brechwürgen, die Zunge ist dick weiß belegt. Es kommt zu reichlichem Speichelfluss. Häufig bei widerspenstigen Kindern.

Arsenicum album D6: Eines der Mittel, die am häufigsten eingesetzt werden. Typisch ist ein Frösteln des Kindes und eine Verschlechterung im Kalten. Um oder nach Mitternacht sind die Symptome am stärksten ausgeprägt. Warme Anwendungen wirken wohltuend, auch warme Getränke – kalte Nahrung wird dagegen rasch erbrochen. Es treten brennende Magenschmerzen auf, häufig auch Durchfall. Das Erbrochene und der Durchfall sind von ätzender Schärfe. Das Kind hat großen Durst und eine trockene Zunge. Erbrechen und

Übelkeit

Kurzzeitige Übelkeit kommt öfter vor und ist in der Regel harmlos. Wenn die Übelkeit oder gar das Erbrechen länger anhalten oder das Erbrochene nach Azeton riecht, mit Ihrem Kind zum Arzt gehen. Das gilt besonders für Säuglinge und Kleinkinder. Mit kleinen Kindern, die unter starkem Erbrechen und Durchfall leiden, sofort zum Arzt gehen!

Bei anhaltender Übelkeit sollten Sie Ihr Kind unbedingt einem Arzt vorstellen.

Stuhlgang treten gleichzeitig auf. Häufig sind schwache, ängstliche und unruhige Kinder betroffen.

Baptisia D6 bis D12: Bei nervösem Erbrechen älterer Säuglinge und Kleinkinder nach der ersten Nahrungsaufnahme. Die weitere Nahrung wird behalten.

Belladonna D12: Bei Erbrechen im Schlaf und Schweiß auf der Stirn, meist bei intelligenten, sensiblen Kindern.

Bismutum nitricum D6: Typisch ist Erbrechen sofort nach dem Essen. Feste Speisen werden leichter behalten als flüssige.

Bismutum nitricum eignet sich besonders für Kinder, die sich direkt nach der Mahlzeit übergeben müssen.

Calcium carbonicum D6: Gegen Übelkeit und Erbrechen. Die Kinder frösteln und reagieren empfindlich auf alles Kalte, dennoch bevorzugen sie eiskalte Getränke. Sie schwitzen, ihr Kopf ist heiß. Häufig sind die Kinder hellhäutig und rundlich. Schweiß und Stuhl riechen säuerlich, auch das Erbrochene, das Geronnenes enthält.

China D6 bis D12: Diese Kinder erbrechen erst Stunden nach der Mahlzeit. Die Stuhlentleerung ist von vielen Blähungen begleitet.

Wenn Ihr Kind einen ausgesprochenen Ekel vor allem Essbaren in seiner Nähe verspürt, können Sie ihm Colchicum geben.

Colchicum D6: Bereits der Geruch und Anblick von Speisen verursachen Übelkeit.

Ignatia D12 bis D30: Bei nervösem Erbrechen von älteren Säuglingen und Kleinkindern. Die normale Flaschennahrung wird erbrochen, dagegen werden schwer verdauliche und nicht altersgemäße Speisen genommen und vertragen (z. B. Braten und Würstchen bei ca. achtmonatigen Säuglingen).

Ipecacuanha D6: Typisch ist eine ständige Übelkeit, die sich durch Erbrechen nicht bessert. Allgemein gibt es eine starke Brechneigung und ein Elendsgefühl im Magen, ein Brechwürgen auch bei leerem Magen. Trotz des Erbrechens hat das Kind keine belegte Zunge. Es hat wenig Durst und ekelt sich vor fester Nahrung. Nach dem Essen wird ihm übel, vor allem bei Fleisch, schwer verdaulichen und fetten Speisen und Süßigkeiten. Der Unterleib ist aufgebläht, es kommt zu starkem Speichelfluss.

Magnesium carbonicum D4: Bei gelegentlichem Erbrechen von Stillkindern in den ersten Lebenswochen, auch wenn das Erbrochene nicht sauer riecht. In diesem Fall wird die Mutter mitbehandelt (1 Messerspitze Pulver auf 1 Teelöffel warmes Wasser, 20 Minuten vor der Mahlzeit). Bei älteren Säuglingen und Kleinkindern kommt es zu saurem Erbrechen. Die Kinder lehnen Milch ab, frösteln und sind müde.

Nux vomica D6: Häufig tritt die Übelkeit nach geistigem oder psychischem Stress auf. Das Kind will sich übergeben, kann jedoch nur wiederholt würgen. Erbrechen bringt Erleichterung. Die Kinder sind reizbar, oft mager und leiden dazu an Kopfschmerzen. Sie leiden unter Übelkeit und Erbrechen, wenn vorher viel durcheinander gegessen wurde, und verlangen nach Saurem und Obst.

Sepia D6: Die Übelkeit ist morgens am schlimmsten und wird von einem Gefühl der Leere im Magenbereich begleitet. Trotz der Übelkeit mag das Kind Saures, scharf gewürzte Speisen und Süßigkeiten. Fleisch, Fett und Milch werden abgelehnt. Milch und Brot verstärken die Beschwerden.

Tabacum D6: Dieses Mittel ist angezeigt, wenn die Übelkeit mit kaltem Schweiß, Herzklopfen und Kältegefühl einhergeht.

Taraxacum D3: Bei Erbrechen und Durchfall nach fetten Speisen und vielen Blähungen.

Allgemeine Maßnahmen bei Übelkeit und Erbrechen

Kleine Kinder verlieren durch Erbrechen sehr schnell Flüssigkeit und Mineralstoffe, was zu lebensbedrohlichen Zuständen führen kann. Versuchen Sie, das Kind zum Trinken anzuregen. Sie sollten ihm verdünnten schwarzen Tee (einen Teebeutel zweimal aufgießen) oder Kamillentee in ganz kleinen Schlucken zu trinken geben.

Erbrechen beim Säugling kann leicht mit dem Aufstoßen nach dem Trinken verwechselt werden. Erst wenn Ihr Kind größere Mengen spuckt und einen schlappen Eindruck macht, sollten Sie aktiv werden.

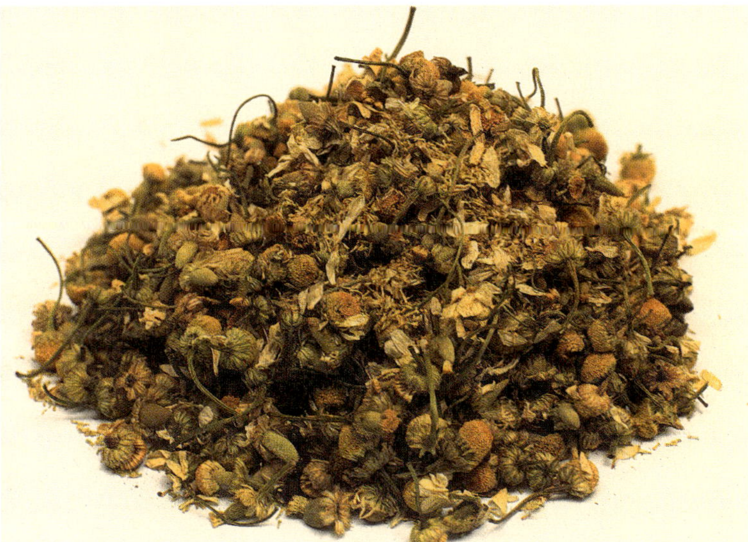

Kamille hilft besonders bei Übelkeit, Durchfall, Bauchkrämpfen und bei allgemeiner Unruhe.

Fette Speisen, Milch und Eier sind oft Ursache für Übelkeit.

Überblick: Die Behandlung bei Übelkeit

Übelkeit	
Mit Schwäche	Arsenicum, Ipecacuanha
Nach Milchgenuss	Calcium carbonicum
Nervös bedingt	Belladonna, Ignatia
Nach dem Trinken	Arsenicum, Bismutum nitricum
Nach kalten Getränken	Arsenicum
Mit säuerlich Erbrochenem	Calcium carbonicum Magnesium carbonicum
Bei nicht belegter Zunge	Ipecacuanha
Bei belegter Zunge	Arsenicum, China, Taraxacum, Antimonium crudum (dicke, weiße Beläge)
Bei trockener Zunge	Arsenicum, Belladonna

Homöopathie bei Nahrungsmittelunverträglichkeit

Carbo vegetabilis D12: Bei Unverträglichkeit von fetten Speisen und Milch. Die Beine dieser Kinder sind häufig kalt bis über die Knie, besonders abends im Bett.

Robinia D6: Die Kinder vertragen kein Fett und haben einen scharfen Körpergeruch.

Sulfur D12 bis D30. Eier und Milch werden nicht vertragen. Das Kind hat großen Durst und schlechten Körpergeruch. Sein Stuhlgang (meist morgens) stinkt.

Verstopfung

Verstopfung hat häufig ihre Ursache in der Ernährung, besonders bei älteren Kindern. Viele Süßigkeiten, vor allem

Schokolade und Nahrung, die wenig Ballaststoffe enthält, können ebenso wie eine zu geringe Flüssigkeitsaufnahme Ursache von Verstopfung sein.

Allgemeine Maßnahmen bei Verstopfung

Geben Sie Ihrem Kind vor den drei Hauptmahlzeiten des Tages je einen Apfel oder eine Apfelsine. Das hilft manchmal.

Von Verstopfung spricht man meist dann, wenn der Stuhlgang seltener als alle drei Tage erfolgt und / oder ausgesprochen hart ist.

Bei Verstopfung ist unbedingt zu beachten:

- Eine ausgewogene Ernährung mit genug Ballaststoffgehalt (Vollkornprodukte)
- Ausreichend Bewegung
- Ausreichende Flüssigkeitsaufnahme

Säuglinge, die gestillt werden, können bei auftretendem Flüssigkeitsmangel mit Verstopfung reagieren, etwa wenn die Milchmenge nicht ausreicht. Wiegen Sie Ihr Kind in diesem Fall vor und nach dem Stillen. Ist die Verstopfung trotz einer Behandlung nicht innerhalb von drei Tagen behoben, sollten Sie mit Ihrem Kind den Arzt aufsuchen.

Homöopathie bei Verstopfung

Alumina D12: Der Stuhlgang ist hart, kleinkugelig, mit Schleim überzogen, anstrengend und schmerzhaft und selbst bei weichem Stuhl schwierig. Bei Wickelkindern hängt der Stuhl wie Kitt am After, lässt sich schwer aus der Windel auswaschen.

Bryonia D30: Der Stuhl ist kleinknollig, sehr dunkel. Oft gibt es in der Familie Leber-Galle-Krankheiten.

Calcium carbonicum D30: Das Kind leidet an Verstopfung, fühlt sich aber ansonsten wohl.

Echinacea D1: Die Verstopfung geht mit eitrigem Hautausschlag einher.

Bedenken Sie, dass auch seelische Anspannungen eine mögliche Ursache für Verstopfung sein können.

Graphites D12: Es werden sehr große, knollige, stinkende Stühle mit Schleimauflagerung abgesetzt. Stuhldrang ist nicht vorhanden. Häufig betroffen sind dicke, träge Kinder.

Lycopodium D12: Bei harten, trockenen Stühlen. Vor der Entleerung haben die Kinder durch Afterkrampf Schmerzen. Oft sind sie mager, sehen alt aus oder sind charakterlich schwierig.

Magnesium muriaticum D4: Der Stuhlgang ist bröckelig, hell, trocken und umfangreich. Dieses Mittel ist vor allem für Kinder angezeigt, die gestillt werden. Auch ältere Kinder können es nehmen, wenn die Verstopfung mit Bauchschmerzen und übelriechenden Blähungen einhergeht.

Natrium muriaticum D12 bis D30: Die Stühle sind auffallend trocken. Betroffen sind meist magere Kinder. Auffällig ist, dass sie großen Durst und ein Verlangen nach Salz haben.

Nux vomica D6 bis D12: Der Stuhl ist kleinkugelig, dunkel und hart. Trotz Stuhldrang ist die Entleerung ungenügend. Häufig leiden magere Kinder mit schwierigem Charakter (zänkisch, uneinsichtig) darunter. Oft kommt es auch zu Magen-Darm-Krämpfen.

Silicea D6 bis D30: Stuhl tritt erst hervor und schlüpft dann wieder zurück. Die Kinder sind häufig abgemagert, verdrießlich, frieren und leiden an Drüsenschwellungen.

Sulfur D12 bis D30: Bei stinkenden Stühlen. Der Stuhldrang ist meist erfolglos. Der After juckt und ist wund. Der Stuhl wird aus Angst vor Schmerzen zurückgehalten. Häufig haben die Kinder einen üblen Körpergeruch.

Wutanfälle (siehe Seite 40)

Notfälle

Unter diesem Begriff ist hier nicht das zu verstehen, was ein Arzt im Krankenhaus als Notfall bezeichnen würde. Gemeint sind in erster Linie kleinere Verletzungen wie etwa Schürfwunden oder Prellungen, die sich Kinder häufig zuziehen.

Notfallmittel dürfen grundsätzlich nur gegeben werden, wenn das Kind bei Bewusstsein und ansprechbar ist!

Nasenbluten

Bei Kindern kommt Nasenbluten häufig vor und ist fast immer harmlos. Begünstigt wird es durch fieberhafte Infekte sowie durch Masern, Grippe und Keuchhusten.
Tritt Nasenbluten auch ohne äußere Einflüsse sehr oft auf, sollte der Kinderarzt das Kind auf eventuellen Bluthochdruck hin untersuchen. Heute leidet eines von 100 Kindern darunter – dieses Phänomen kommt also keineswegs nur bei Erwachsenen vor. Verursacht wird der Bluthochdruck hauptsächlich durch Übergewicht, Bewegungsmangel und zu salzhaltige Kost.

Natrium nitricum D3: Das homöopathische Mittel bei Nasenbluten.

Sonnenbrand und Verbrennungen

Eine Temperatur von 47 °C ruft auf der Haut Schmerzen und Rötungen hervor, mehr als 55 °C führen nach etwa einer Minute zur Blasenbildung, und mehr als 60 °C bewirken eine Gerinnung des Gewebeeiweißes

Am besten ist es, durch gezielte Vorbeugung - sorgfältiges Eincremen und nicht zu langen Aufenthalt in der Sonne - einen Sonnenbrand zu vermeiden.

Erste Hilfe bei Verbrennungen

Verbrennungen nur mit Wasser kühlen. Auf gar keinen Fall Salben oder Puder auftragen!

Eine homöopathische Selbstbehandlung bei Sonnenbrand und Verbrennungen soll nur durchgeführt werden, wenn es sich um leichte, oberflächliche Verbrennungen handelt, die beim Kind im Durchmesser max. 5 cm ausmachen und nicht Gesicht, Hände oder Füße betreffen.
Großflächige schwerere Verbrennungen sind ein echter Notfall und müssen intensivmedizinisch behandelt werden. Auch bei leichten Verbrennungen im Gesicht oder an Händen und Füßen unbedingt einen Arzt aufsuchen!

Homöopathie bei Sonnenbrand
Cantharis und Urtica urens (Brennnessel) sollten unbedingt in Ihrer Hausapotheke vorhanden sein.

Cantharis D12: Bei leichten Verbrennungen auf der Haut und Sonnenbrand.

Urtica urens D2: Wenn sich nach der Verbrennung kleinere Blasen bilden. Es kommt ein Brennschmerz mit Jucken. Kälte oder kaltes Wasser verschlimmert den Schmerz.

Sonnenstich

Einen Sonnenstich erkennt man bei Kindern in den meisten Fällen am hochroten Kopf, an Unruhe, Schreien und Erbrechen. Diese Symptome sind Zeichen einer Hirnhautreizung durch Sonneneinstrahlung auf den unbedeckten Kopf. Die Körpertemperatur ist meist nur wenig erhöht. Säuglinge, die keine Kopfbedeckung tragen, sind besonders gefährdet. In der Anfangsphase eines Sonnenstichs stehen zwei Mittel zur Auswahl: Belladonna und Glonoinum, in der späteren Phase kann Apis angezeigt sein. Wenn Sie sich nicht sicher sind, wie schwer der Sonnenstich ist, gehen Sie lieber zu Ihrem Arzt.

Kleine Kinder sollten immer durch eine Kopfbedeckung vor der Sonne geschützt werden!

Belladonna D12: Das Kind hat ein rotes, heißes, schweißiges Gesicht und weite Pupillen. Hals- und Schläfenarterien klopfen. Es tritt ein hämmernder Kopfschmerz auf.

Glonoinum ab D12: Das Gesicht ist rot oder blass. Das Kind fühlt sich schwindelig, hat das Gefühl, als sei sein Kopf viel zu groß. Im Kopf und Brustraum hat das Kind ein pulsierendes Gefühl. Sein Puls ist doppelschlägig. Wenn es sich bückt, verschlimmern sich die Beschwerden, ebenso wenn es sich in warmen Räumen befindet oder sonstiger Wärme ausgesetzt ist. Kommt es mit kühlem Wasser in Berührung, bessern sich die Beschwerden. In schweren Fällen hat das Kind einen stieren Blick und wirkt stumpfsinnig.

Apis D6: Das Gesicht sieht aufgedunsen aus, die Haut ist gespannt und blassrot, der Nacken steif. Das Kind bohrt den Kopf ins Kissen und rollt ihn hin und her. Nachts schreit es öfters schrill.

Allgemeine Maßnahmen bei Sonnenstich

Den Oberkörper des Kindes leicht hochlagern und für eine kühle Umgebung sorgen. Wenn das Kind apathisch wird, hastig atmet oder der Nacken steif ist, muss es unbedingt zum Arzt. Denn in schweren Fällen muss eine Infusion gegeben werden.

Für Erwachsene ist es oft nicht ganz leicht, die Belastbarkeit von Kindern richtig einzuschätzen.

Überanstrengung

Kinder sind längst nicht so robust wie Erwachsene und überanstrengen sich leichter. Auch Hitze und Kälte sowie Höhenunterschiede verkraften sie schlechter. Das bedeutet, dass sie auch anfälliger für Unterkühlung sind.
Wer mit Kindern eine Bergwanderung unternimmt, sollte darauf achten, dass sie immer eine Kopfbedeckung tragen. Außerdem darf man das Kind mit der Strecke nicht überfordern. Lange Touren sind für Säuglinge und kleine Kinder auch dann sehr anstrengend, wenn sie auf dem Rücken getragen werden.

Homöopathie bei Überanstrengung

Das erste Mittel bei allen Formen von Überanstrengung ist Arnica. Vorbeugend eignet sich Argentum nitricum, das dem Körper hilft, Höhenunterschiede besser zu verkraften.

Verletzungen

Stumpfe Verletzungen

Arnica montana D4: Das Mittel der ersten Wahl bei Quetschungen oder Zerrungen mit Bluterguss.

Bellis perennis D4: Wirkt bei Blutergüssen wie Arnica.

Symphytum bis D4: Hilft bei Verletzungen der Knochen und bei Prellungen des Auges; auch als Salbe erhältlich. Der volkstümliche Name ist Beinwell.

Knochenverletzungen

Calcium phosphoricum D6 bis D12: Zur unterstützenden Behandlung von Knochenbrüchen. Besonders schlanke, lebhafte Kinder, die unter Konzentrationsmangel leiden und auf Stress mit Kopf- und Bauchschmerzen reagieren, sprechen darauf an.

Calendula: Bei Risswunden und Hautabschürfungen innerlich D2/D3, äußerlich als Salbe, Puder oder Lösung.

Stichverletzungen, Tierbisse und Insektenstiche

Apis D6: Bei Verletzungen durch Nadeln, Nägel, Bisse von Katzen oder Hunden, Insektenstiche. Verbunden mit stechendem Schmerz und blassroten Schwellungen um die Wunde.

Ledum D6: Bei Tierbissen, die punktförmige Wunden hinterlassen. Die verletzten Stellen sind kalt, werden auch so empfunden; Wärme verstärkt den Schmerz.

Urtica urens D2: Um die Stichstelle bilden sich dicke Quaddeln mit starkem Brennen. Später jucken sie. Schwellung, Brennen und Jucken verstärken sich nach kalten Umschlägen.

Verletzungen durch Splitter

Splitterverletzungen schmerzen stark, weil sie das oberflächliche Gewebe verletzen, in denen sich zahlreiche Nerven befinden.

Hypericum D6: Mittel der ersten Wahl

Silicea D12: Fördert das Abstoßen von Fremdkörpern und eignet sich besonders gut bei Glassplitterverletzungen.

Wichtig: Tetanusimpfung

Kinder verletzen sich häufig beim Spielen. Schon kleine Verletzungen können mit dem Tetanus-Erreger Clostridium tetani infiziert werden. Jedes Kind sollte daher im Alter von sechs Monaten gegen Tetanus (Wundstarrkrampf) geimpft werden.

Schutzimpfung gegen Tetanus alle fünf bis zehn Jahre wiederholen! Fragen Sie Ihren Arzt.

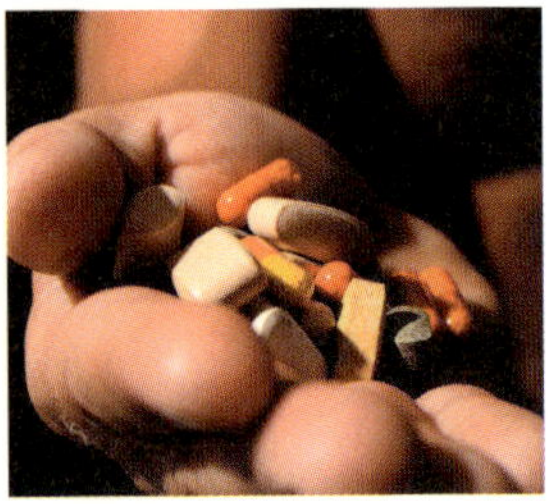

Bei einer wohlsortierten Hausapotheke haben Sie das richtige Mittel zur Hand.

Wenn Sie Ihr Kind regelmäßig selbst homöopathisch behandeln möchten, kann die Anschaffung einer homöopathischen Hausapotheke sinnvoll sein. Sie haben dann im Ernstfall das passende Mittel gleich zur Hand.

Die homöopathische Hausapotheke

Wenn Sie Ihre Kinder regelmäßig homöopathisch behandeln wollen, empfiehlt es sich, eine Hausapotheke einzurichten. Wenn Sie sich bei der Aufbewahrung an die nachfolgend beschriebenen Grundsätze halten, bewahren homöopathische Mittel über viele Jahrzehnte ihre Wirksamkeit.

So bewahren Sie Ihre Arzneimittel auf

Am besten ist es, wenn Sie jedes Mittel in seinem ursprünglichen Behälter lassen. Werden die Medikamente außerhalb des Hauses eingenommen, können Sie die benötigten Kügelchen in ein sauberes Papier wickeln.

Nach Gebrauch den Behälter mit den Medikamenten sofort wieder verschließen, so sind sie vor Verunreinigungen geschützt. Die Lagertemperatur sollte weniger als 37 °C betragen; setzen Sie die Mittel nicht über längere Zeit der Sonne oder anderen intensiven Lichtquellen aus. Kügelchen, die versehentlich auf den Boden gefallen sind, werfen Sie besser weg. Lagern Sie die Arzneimittel nicht in der Nähe stark riechender Substanzen wie etwa Parfüm, Massageöle oder Produkte mit Kampfer.

Richten Sie sich ein Medizinschränkchen ein

Um eine Geruchsbelastung durch andere Mittel aus-zuschließen, besorgen Sie sich für Ihre homöopathischen Arzneimittel ein Medizinschränkchen. Dass dieses für Ihre Kinder unerreichbar sein sollte, versteht sich von selbst.

Diese Mittel sind unentbehrlich

Aconitum napellus D1 bis D3 (Sturmhut)

Eignet sich zur Therapie bei ersten Erkältungsanzeichen, bei großer Unruhe und Angst. Beschwerden, die durch Schrecken oder nach Zugluft auftreten, werden gebessert. Kennzeichnend sind plötzlicher Beginn, große, auch fieberhafte Unruhe, akutes Fieber ohne Schweiß, hellrote, trockene Haut.

Allium cepa D4 bis D6 (Zwiebel)

Wichtig in der Kinderheilkunde gegen Erkältungen und Durchfall. Bei Erkältungen wirkt Allium besonders, wenn sie nach nasskaltem, windigem Wetter aufgetreten sind, wenn scharfes, wässriges Sekret abgegeben wird und wenn es zu Tränenfluss kommt. Dieses Mittel bietet sich auch bei Durchfall an, der nach wasserhaltigen, sauren Speisen auftritt.

Arnikatinktur und Arnikasalbe zählen zu den beliebtesten Volksheilmitteln. Auch in Form von homöopathischen Streukügelchen ist dieses Heilmittel vielseitig einsetzbar.

Apis mellifica D6 (Zerstoßene Honigbiene)

Geeignet bei Ohrenentzündungen, Angina und Juckreiz nach Insektenstichen. Kennzeichnend sind jähe, heftige Krankheitserscheinungen, bei denen trotz trockener Schleimhäute kein Durst aufkommt. Wärme verschlimmert die Beschwerden.

Arnica D12 (Arnika, Bergwohlverleih)

Arnica wird zur Therapie von Schlägen, Blutergüssen und ähnlichen Verletzungen verwendet. Die Glieder fühlen sich wie zerschlagen an; dieser Schmerz wird durch jede Bewegung und Erschütterung verstärkt.

Arsenicum D6 (Weißes Arsenik)

Bei Durchfällen, die von starkem Kräfteverfall begleitet sind; besonders, wenn sie von Vergiftungen (durch Fleisch oder Speiseeis) oder Obstunverträglichkeiten ausgelöst worden. Typisch sind nächtliche Atemnot und Herzschmerzen nach

Das Arzneimittel Belladonna wird aus der (giftigen) Tollkirsche hergestellt. Man verwendet es vor allem bei entzündlichen Erkrankungen.

Mitternacht, große Angst sowie großer Durst (nach kleinen Mengen). Die Beschwerden werden schlimmer durch Ruhe, besser durch Wärme.

Belladonna D12 (Tollkirsche)

Sie hilft vor allem bei Beschwerden, die auf starke Sonneneinwirkung (Sonnenstich), Zugluft (vor allem bei nassen Haaren) zurückzuführen sind. Das Mittel ist immer dann angezeigt, wenn ein plötzlicher Beginn der Beschwerden, z. B. hohes Fieber, warmer Schweiß, heißer Kopf, kalte Hände, weite Pupillen und/oder eine Verschlimmerung durch Berührung oder Erschütterungen, im Vordergrund steht. Eine Behandlung mit Belladonna kann bei hohem Fieber versucht werden, wenn Aconitum nicht hilft; ebenso bei akuter Mandel- und Halsentzündung mit Husten sowie anderen Infektionskrankheiten.

Bryonia alba D6 bis D12 (Weiße Zaunrübe)

Bei trockenem Husten und trockenem Mund mit großem Durst (vor allem nach Wasser). Bryonia kann auch bei Appetitstörungen und Durchfall nach kalten Getränken eingesetzt werden. Die geringste Bewegung ist schmerzhaft, eine Besserung der Beschwerden wird durch Ruhe erreicht.

Calcium carbonicum (Kalk, Kalziumkarbonat)

Dieses Mittel eignet sich bei saurem Erbrechen und saurem Durchfall (D6 bis D12) sowie bei Appetitstörungen. Es dient aber auch gegen Verstopfung (D30), ebenso zur Behandlung von Hauterkrankungen wie Ekzemen mit trockener Schuppung und Nesselsucht bei einer Milchallergie (D12). Phlegmatische, „brave“ Kinder sprechen gut auf dieses Mittel an.

Calendula officinalis D3 (Ringelblume)

Man verwendet sie zur Therapie von Verletzungen, besonders

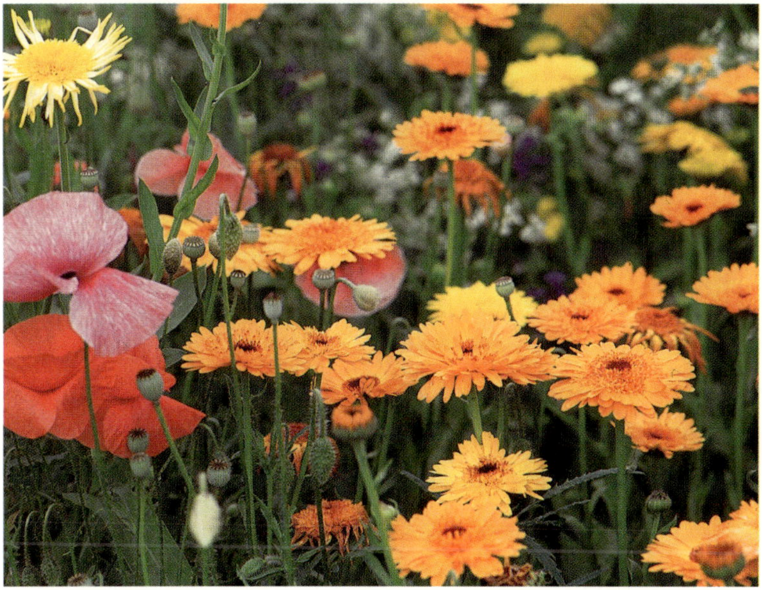

Calendula wird aus der Ringelblume gewonnen und vor allem zu Salben und Puder verarbeitet.

bei Risswunden. Calendula kann auch äußerlich, als Zusatz zu Salben und Einreibungen, verwendet werden.

Cantharis D6 (Spanische Fliege)

Dieses Mittel kommt zum Einsatz bei Verbrennungen und deren Folgen sowie bei akuten Blasen- und Harnröhrenbeschwerden. Es kommt meist zu starkem Brennen im Mund, auf der Haut, im Magen oder im Unterleib. Das Brennen kann auch in Blase und Harnröhre auftreten, hier mit stechendem Schmerz und häufigem Harndrang.

Chamomilla D12 (Kamille)

Die Kamille ist ein homöopathisches Mittel, das speziell in der Kinderheilkunde eine große Rolle spielt. Hier kann es bei Fieber, Bauchkrämpfen, Durchfällen, großer Reizbarkeit und Unruhe helfen, besonders wenn das Kind Beschwerden beim Schlafen, Wutausbrüche und Verdauungsstörungen hat. Chamomilla hilft auch bei Zahnungsbeschwerden von Säuglingen.

Chamomilla wird aus der Kamillenpflanze gewonnen, einer unglaublich vielseitigen Pflanze, die in der Naturheilkunde eine wichtige Rolle spielt.

Kockelskörner gehören in jede Urlaubsapotheke, weil sie bei typischen Reisebeschwerden wirksam helfen.

Cocculus D6 (Kockelskörner)

Typisches Mittel bei See- und Reisekrankheiten. Daher sollte es in keiner Reiseapotheke fehlen. Auslöser der Beschwerden sind Ärger, Furcht, Lärm oder Schlafentzug. Typische Symptonie sind Schwindel und große Übelkeit. Das Kind fühlt sich allgemein schwach. Es hat ein Hohlheitsgefühl in einzelnen Körperteilen. Das Mittel bewährt sich auch bei Kindern, denen beim Autofahren oder im Kinderwagen auf holprigem Pflaster schlecht wird.

Colocynthis D3 bis D4 (Koloquinte)

Heftig krampfende und kneifende Bauchschmerzen, die durch Ärger oder Erkältung hervorgerufen werden, sprechen gut auf Colocynthis an. Auch bei Darmkoliken, Durchfällen, Erbrechen hilft das Heilmittel.

Dulcamara D4 bis D6 (Bittersüß)

Dulcamara ist das typische Mittel für die Folgen feuchter Kälte. Einsatzgebiete sind Durchfälle (im Herbst), Leibschmerzen, verstopfte Nase, Fieber, Erbrechen, Blasenkatarrh.

Euphrasia D4 (Augentrost)

Euphrasia eignet sich besonders zur Therapie von Bindehautentzündungen und Fließschnupfen.

Ferrum phosphoricum D12 (Eisenphosphat)

Dieses Mittel darf in Ihrer Apotheke nicht fehlen. Es kann bei fieberhaften Infekten, Beschwerden beim Zahnen und Ohrenentzündung eingesetzt werden.

Gelsemium D12 (Falscher Jasmin)

Gelsemium wirkt hauptsächlich auf das Nervensystem und ist daher ein wichtiges Mittel bei Beschwerden, die mit dem Schulbesuch zusammenhängen. Es hilft bei Prüfungsangst,

Durchfall aufgrund von Aufregung, Zittern, starker Schwäche und Stottern als Folge von Schrecken.

Ein wichtiges Indiz für die Wahl von Gelsemium ist ein Gefühl von Benommenheit und Betäubtheit.

Hepar sulfuris D6 (Kalkschwefelleber)

Mandelentzündungen werden positiv beeinflusst. Das Mittel hilft bei allen Eiterungen, außerdem bei Lippenherpes.

Hypericum perforatum ab D1 (Johanniskraut)

Bewährtes Wundheilmittel bei Splitter- und Nervenverletzungen wie z. B. gequetschte Finger.

Ledum D6 (Sumpfporst)

Nach Bienen- und Wespenstichen, wenn darauf ein Kältegefühl folgt (bei Wärmegefühl Apis verwenden); bei Verletzungen an verschmutzten Fingern und bei Stichverletzungen.

Lycopodium D12 (Bärlapp)

Dieses Mittel kommt bei Verstopfung oder Blähungen zur Anwendung. Typisch ist ein Völlegefühl bereits nach den ersten Bissen. Die Beschwerden werden schlimmer bei Ruhe und Wärme, sie bessern sich durch kühle, frische Luft und bei kontinuierlicher Bewegung.

Mercurius solubilis D12 (Quecksilber)

Bei Mandelentzündungen mit weißen Bläschen auf den Mandeln, Mumps, Zahnfleischentzündungen und übelriechendem Atem. Die Symptome bessern sich durch Ruhe. Oft sehen die Kinder ungesund aus, zittern, sind schwach und sondern viel klebrigen Schweiß ab. Mercurius solubilis hilft auch bei ständigem Frösteln sowie bei großer Empfindlichkeit gegen feuchte Kälte.

Bei Mercurius solubilis handelt es sich um ein Gemisch aus verschiedenen quecksilberhaltigen Verbindungen in homöopathischer Verdünnung.

Das typische Verhalten für kleine Nux-vomica-Patienten ist Jähzorn, Streitsucht und Verärgerung.

Nux vomica D6 (Brechnuss)

Bei Übelkeit, Brechdurchfall und Verstopfung anwenden, besonders, wenn die Beschwerden durch Ärger oder Exzesse verursacht werden. Die Symptome werden im Freien und nachts stärker. Die Kinder sind zugempfindlich und haben Magenschmerzen. Sie verlangen nach Speisen mit reichlich Gewürzen, die aber nicht vertragen werden. Nux vomica hat sich auch zu Beginn eines Schnupfens bewährt. Es eignet sich besonders für reizbare Kinder.

Phosphorus D12 (Phosphor)

Bei Ängstlichkeit, Kopfschmerzen und Stottern. Die Kinder verlangen nach kalten Getränken und haben ein Leeregefühl im Bauch. Sie werden häufig bei Gewitter unruhig. Oft sind Ärger, Furcht, Wunden oder Durchnässung die Auslöser der Beschwerden, bei denen Phosphorus eingesetzt wird.

Podophyllum D4 (Maiapfel)

Dieses Mittel eignet sich zur Therapie bei Zahnungsbeschwerden sowie bei Durchfall, besonders, wenn er zur Zeit der Zahnung auftritt.

Pulsatilla D6 (Küchenschelle)

Bei Bindehautentzündung, Husten und Übelkeit. Typisch ist ein großes Verlangen nach frischer Luft. Pulsatilla hat sich besonders bei sanftmütigen, weinerlichen und schüchternen Kindern bewährt.

Rhus toxicodendron C30 (Giftefeu)

Dieses Mittel empfiehlt sich bei Herpes, Rückenschmerzen und Unruhe. Besserung stellt sich durch regelmäßige Bewegung ein. Die Beschwerden entstehen durch Kälte, durch Baden in kühlem oder salzigem Wasser, nach Abkühlung von Überhitzung des Körpers. Typische Symptome sind Unruhe,

Angst, Hautausschläge (bläschenförmig mit Brennen und Jucken), Lippenherpes und große Erschöpfung. Linderung verschafft Wärme in jeder Form.

Ruta D4 bis D6 (Weinraute)

Dieses Mittel ist besonders für Schulkinder wichtig, da es speziell bei Kopfschmerzen, die nach dem Schulbesuch auftreten, zum Einsatz kommt. Es hilft vor allem dann, wenn die Augen zusätzlich gerötet sind und brennen.

Silicea D12 (Kieselsäure)

Splitterverletzungen sprechen gut auf dieses Präparat an. Durch die Einnahme von Silicea können in der Haut verbliebene Splitter vom Körper ausgeschieden werden. Silicea-Patienten sind nervös und überempfindlich, mager und vertragen keine Milch. Sie haben außerdem ein auffälliges Kältegefühl und eine erhöhte Neigung zu Erkältungskrankheiten und chronischen Eiterungen.

Kieselsäure ist auch in der Naturheilkunde eine Wohltat für unser größtes Organ - die Haut. Sie wird glatter, geschmeidiger und widerstandsfähiger.

Sulfur D12 (Schwefel)

Ein wichtiges Hautmittel bei Ausschlägen mit Juckreiz und Milchschorf. Die Beschwerden sind meist auf Sonneneinstrahlung, Stürze oder wundgelegene Stellen zurückzuführen. Die Kinder sind häufig phantasievoll, wollen im Mittelpunkt stehen. Das Mittel eignet sich gut für chronische und schwere Erkrankungen. Es sollte in diesen Fällen aber nur durch den erfahrenen Homöopathen verordnet werden.

Bei schwachem Appetit können Sie Ihrem Kind Abrotanum oder Acidum muriaticum geben.

Übersicht der wichtigsten homöopathischen Mittel

Abrotanum (Eberraute)

- ❖ Appetitstörungen
- ❖ Wechsel von Durchfall und Verstopfung

Acidum benzoicum (Benzoesäure)

- ❖ Wundsein bei Säuglingen
- ❖ Stechender Urin

Acidum fluoricum (Flusssäure)

- ❖ Hitzepickel (Sonnenallergie)
- ❖ Stark juckende Bläschen und Pusteln (Auslöser sind Sonnenbestrahlung und Bettwärme)

Acidum lacticum (Milchsäure)

- ❖ Erbrechen und Durchfall (riecht sauer; großer Durst; Speichelfluss)

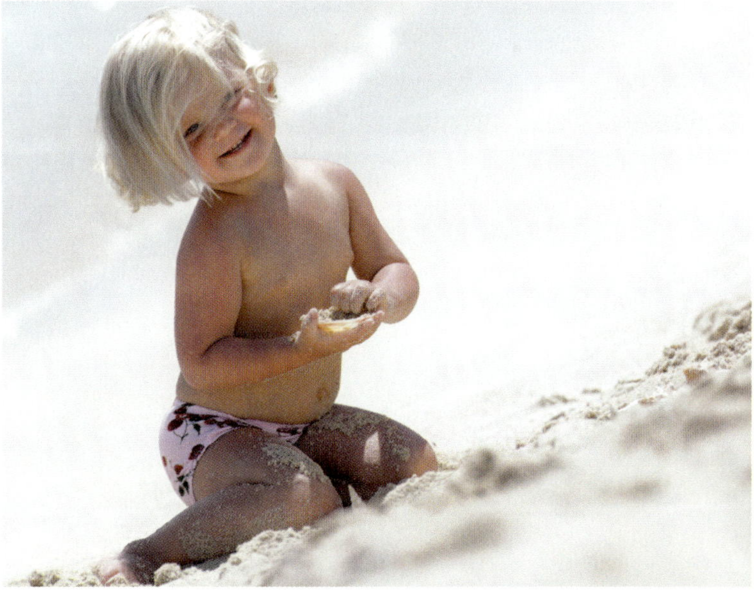

Trotz aller Lebensfreude - schützen Sie Ihr Kind vor zu viel Sonne.

Acidum muriaticum (Salzsäure)

❖ Appetitstörungen
❖ Abneigung gegen jegliche Nahrungsaufnahme
❖ Durchfall (wässrig mit Blähungskoliken)
❖ Soor (Mundschwämmchen; von entzündlichem Randsaum umgebene grau-weiße Beläge)

Acidum nitricum (Salpetersäure)

❖ Durchfall
❖ Stühle grün, schleimig
❖ Wutanfälle (weder Freude am Spielen noch am geistigen Arbeiten)

Acidum phosphoricum (Phosphorsäure)

❖ Kopfschmerzen bei leicht ermüdbaren Kindern

Acidum sulfuricum (Schwefelsäure)

❖ Durchfall
Stühle sauer oder nach faulen Eiern riechend

Aconitum napellus (Blauer Eisenhut)

❖ Akuter fieberhafter Infekt: stürmischer Beginn; Folge von scharfem, kaltem Wind; ängstliche Unruhe, Gesicht trocken, heiß, rot; es steht noch nicht fest, wo die Krankheit ausbricht.
❖ Husten (stürmischer Beginn; Husten ist kurz, trocken; Verschlimmerung durch Kälte)
❖ Ängstlichkeit (oft schwer nachvollziehbare Ängste)
❖ Mittelohrentzündung (unruhig, ängstlich, klagen über Ohrenschmerzen, Schlafstörungen, Kinder schreien vor Angst, werfen sich in der Nacht unruhig hin und her)
❖ Blasenentzündungen (das Wasserlassen brennt und ist schmerzhaft)
❖ Wutanfälle (ausgeprägte Zerstörungswut).

Aconitum gilt als das geeignete Arzneimittel, wenn Kinder plötzlich und heftig an einem fieberhaften Infekt erkranken. Das Kind muss sich trocken anfühlen, sonst ist Belladonna das zu empfehlende Mittel.

Alles ist eine Frage der Dosierung. Auch der giftige Fliegenpilz kann in der richtigen Verdünnung ein hervorragendes Heilmittel abgeben.

Agaricus muscaris (Fliegenpilz)

- Stottern
- Kinder mit verzögerter geistiger und körperlicher Entwicklung

Allium cepa (Küchenzwiebel)

- Allergischer Schnupfen (wird durch Wärme verschlimmert)
- Scharfer, wässriger Schnupfen, milde Tränen
- Durchfall (nach wasserhaltigen, sauren Speisen)
- Masern (im Stadium catarrhale; bei gleichzeitig scharfem Fließschnupfen)

Alumina (Tonerde)

- Verstopfung (Stuhl ist hart, kleinkugelig mit Schleim überzogen)

Ammonium carbonicum (Hirschhornsalz)

- Masern (wenn sich Exanthern nicht entwickelt; passt zu schwachen, kreislauflabilen Kindern)

Anacardium (Malakkanuss)

- Ausgeprägte Wutanfälle (Kind wird wegen jeder Kleinigkeit jähzornig)

Antimonium crudum (Schwarzer Spießglanz)

- Durchfall (flüssig unverdauter Stuhl mit Klumpen)

Antimonium tartaricum

- Durchfall (Stuhl wässrig, häufige Entleerungen, Verlangen nach Saurem)

Apocynum (Indianerhanf oder kanadischer Hanf)

- Durchfall (Stuhl wässrig, gelb, spritzende Entleerungen)

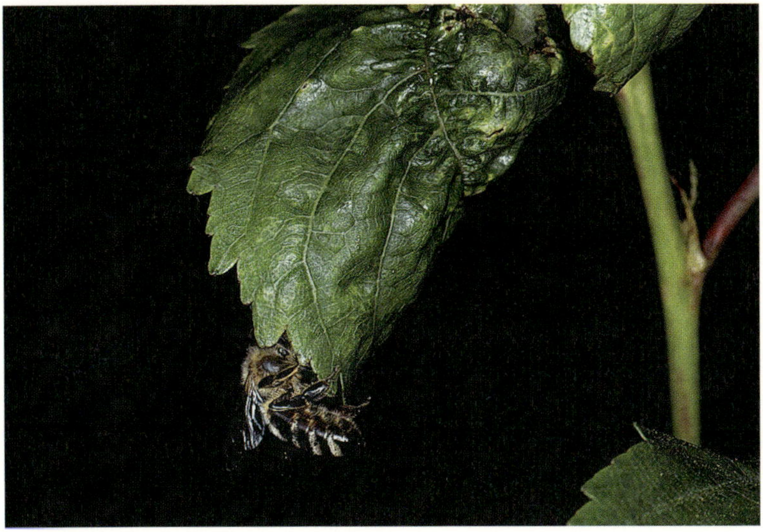

Apis mellifica wird aus der Honigbiene gewonnen und hilft bei stechenden und brennenden Schmerzen.

Apis mellifica (Honigbiene)

- ❖ Bindehautentzündungen (Augen jucken, brennen, tränen)
- ❖ Mandelentzündung (vor allem das Zäpfchen ist stark geschwollen; das Kind hat keinen Durst. Für Apis typische Anginen können zu Nierenkomplikationen führen)
- ❖ Nesselsucht (nach Bienenstichen) Quaddeln hellrot und geschwollen; Jucken und stechende Schmerzen; ein kalter Umschlag lindert Beschwerden)
- ❖ Sonnenstich (Das Gesicht sieht aufgedunsen aus; gespannte, blassrote Haut)
- ❖ Stichverletzungen, Tierbisse, Insektenstiche

Argentum nitricum (Silbernitrat)

- ❖ Blähungen
- ❖ Knalliges Aufstoßen; Kinder verlangen nach Süßem
- ❖ Ängstlichkeit und nervöse Unruhe (Durchfall vor Klassenarbeiten, Angst vor Prüfungen)
- ❖ Bettnässen (Folge von Angst vor kommenden Ereignissen, zum Beispiel Prüfungen, Reisen)

Bei Prüfungsangst und nervöser Unruhe ist Argentum nitricum das geeignete Mittel.

Obwohl Arsenicum album aus dem hochgiftigen Arsen hergestellt wird, ist aufgrund der homöopathischen Verdünnung eine Vergiftung durch die Einnahme dieses Mittels völlig ausgeschlossen.

Argentum nitricum

- Bindehautentzündung von Neugeborenen
- Durchfall
  (beim Übergang von Muttermilch auf Normalkost)
- Überanstrengung (zur Prophylaxe, um Höhenunterschiede besser zu verkraften)

Arnica (Bergwohlverleih)

- Blähungen und Durchfall
  (riechen widerlich faulig; die Kinder sind sehr matt)
- Blutergüsse
  (erstes Mittel bei Quetschungen und Zerrungen)
- Keuchhusten (bei Neigung zu blutigem Auswurf und blutigem Nasensekret)
- Rückenschmerzen (nach Verletzung oder Überanstrengung)
- Überanstrengung

Arsenicum album (Weißes Arsenik)

- Ängstlichkeit und nervöse Unruhe
- Ängstlich ohne Grund
- Allergischer Schnupfen
  (scharfe Tränen, Augen brennen, viel Durst; Kälte verschlimmert die Beschwerden; die Nase ist verstopft; Frösteln, Wärme am Kopf wird aber nicht vertragen)
- Für unruhige und ängstliche Kinder
- Durchfall (unverdaut, von ätzender Schärfe, wundmachend)
- Erbrechen (am häufigsten eingesetztes Mittel, das Kind fröstelt; Verschlechterung im Kalten)
- Schlafstörungen (Angst vor dem Alleinsein, Beruhigung erst im Bett der Eltern)

Arsenum jodatum (Arsentrijodid)

- Allergischer Schnupfen
- Wässriger, brennender Schnupfen (Nasenöffnung und Oberlippe rot entzündet; schlimmer im warmen Zimmer)

Arum triphyllum (Zehrwurzel)

❖ Scharfer Schnupfen
(rote und wunde Naseneingänge, Nase verstopft)

Arundo donax (Wasserrohr)

❖ Allergischer Schnupfen
(Nase, Augen, Gehörgang und Gaumen jucken)

Asa foetida (Stinkasant)

❖ Aufstoßen, Blähungen und Durchfall
(übelriechend und explosiv)

Baptisia (Wilder Indigo)

❖ Erbrechen bei Säuglingen und Kleinkindern
(das Kind erbricht bereits nach den ersten Schlucken, behält aber spätere Nahrung)

Vor allem bei Erbrechen von Säuglingen und Kleinkindern hat sich Baptisia bewährt.

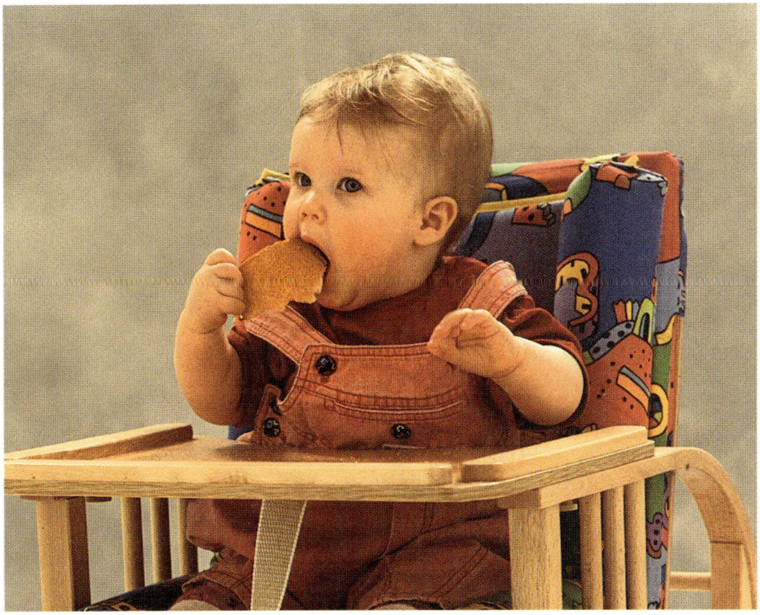

Wie Sie an der nebenstehenden Liste erkennen können, gehört Belladonna in der Homöopathie zu den wichtigsten und vielseitigsten Arzneimitteln.

Barium carbonicum (Bariumkarbonat)

- Mumps (große Mundtrockenheit)

Belladonna (Tollkirsche)

- Mittel der intelligenten, sensiblen Kinder
- Akute fieberhafte Infekte (Fieber tritt plötzlich auf; rotes, heißes Gesicht, weite Pupillen, trockene Schleimhäute, Arme und Beine kalt; dampfender Schweiß: Folgemittel von Aconitum, wenn Schweiß ausgebrochen ist)
- Bauchschmerzen (Schmerzen kommen und gehen)
- Bettnässen (Folge von Erregung; das Kind ist sehr geräuschempfindlich, schreit oft im Schlaf; häufige kleine Urinentleerungen)
- Erbrechen (bei Säuglingen im Schlaf)
- Husten (plötzlicher Beginn; meist tritt der Husten nicht isoliert auf, sondern gehört zu einer allgemeinen Erkältungskrankheit; er ist trocken und krampfartig)
- Keuchhusten (Gesicht tomatenrot, geringste Bewegung kann Husten auslösen; Kind weint vor jedem Anfall und hält seinen Brustkorb fest)
- Kopfschmerzen (Kopf ist hochrot, Halsarterien klopfen)
- Mandelentzündung (Rachen und Zäpfchen sind hellrot; das Kind verlangt nach kalten Getränken)
- Masern (für das Stadium exanthemicum; tomatenrotes Exanthem)
- Mittelohrentzündung (plötzlicher Beginn eines Allgemeininfekts; rotes Gesicht, weite Pupillen, heiße und dampfende Haut)
- Säuglingskoliken (Auftreten anfallartig; roter Kopf, feuchte und heiße Haut, weite Pupillen)
- Schlafstörungen (Kind fährt mit Schrei aus dem Schlaf hoch, zuckt im Schlaf zusammen)
- Schreikinder (rotes Gesicht, warmer Schweiß auf der Stirn; Schlaf oberflächlich; Verschlimmerung abends und zwischen 20 und 22 Uhr)

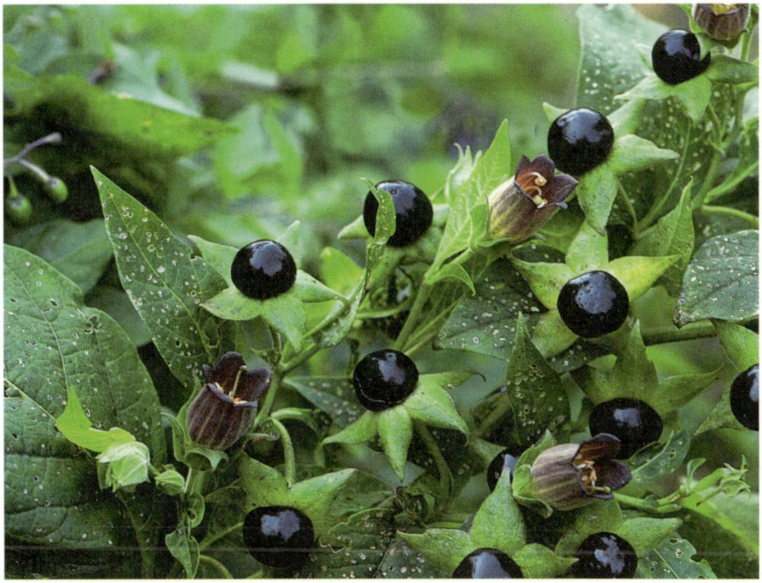

Hochgiftig in der Natur, ist die Tollkirsche als homöopathisches Mittel vielseitig einsetzbar.

- ❖ Sonnenstich
  (rotes, heißes, schweißiges Gesicht, weite Pupillen)
- ❖ Verstopfung
  (Kopf hochrot und heiß)
- ❖ Zahnungsbeschwerden
  (das Zahnfleisch ist dick, hochrot, glänzend; Fieber und Unruhe begleiten die Zahnschmerzen; das Kind hat ein rotes Gesicht)

Bismutum nitricum (Basisches Wismutnitrat)

- ❖ Erbrechen (Übelkeit und Erbrechen kommen sofort nach der Nahrungsaufnahme; feste Speisen werden leichter behalten als flüssige)

Erbricht das Kind nach der Mahlzeit, kann Bismutum nitricum helfen.

Borax (Natriumtetraborat)

- ❖ Soor (Mundschwämmchen; weiße Beläge sind von rotem Hof umgeben; die Kinder sind unruhig und ängstlich; die Säuglinge trinken nur ein paar Schlucke und fangen dann an zu schreien)

Wenn Durchfall vermehrt im Sommer auftritt, kann eine Behandlung mit Bryonia angezeigt sein.

Bromum (Brom)

- Kruppöser Husten (Husten ist pfeifend, trocken, krampfartig. Besserung durch kalte Getränke, Verschlimmerung in warmen Räumen)

Bryonia (Zaunrübe)

- Durchfall (kalte Getränke bewirken Durchfall, besonders im Sommer)
- Husten (weniger akuter Verlauf als bei Belladonna und Aconitum; Stechen in der Brust beim Husten, das Kind hält sich dabei die Brust)
- Masern (im Stadium exanthemicum; schmerzhafter Husten; das Kind hält sich dabei die Brust)
- Verstopfung (Stuhl kleinknollig, sehr dunkel)

Calcium carbonicum (Austernschalenkalk)

- Appetitstörungen (Stuhlgang riecht sauer, saures Aufstoßen)
- Hautausschlag, trocken, schuppend
- Chronische Lidrandentzündung (passt für Kinder mit Erkältungsneigung bei jedem Wetterumschwung)
- Nesselsucht (Ursache ist eine Milchallergie)
- Verstopfung (ohne Unwohlsein)

Calcium phosphoricum (Kalziumhydrogenphosphat)

- Frakturen (zur unterstützenden Behandlung; besonders geeignet für schlanke, lebhafte Kinder)
- Stottern (das Mittel eignet sich bei unruhigen, appetitlosen Kindern)

Calendula (Ringelblume)

- Risswunden, Hautabschürfungen (innerlich und äußerlich als Lösung, Salbe, Puder)

Carbo vegetabilis ist ein empfehlenswertes Mittel bei allerlei Magenproblemen.

Cantharis (Spanische Fliege)

- ❖ Stottern (das Mittel eignet sich bei unruhigen, appetitlosen Kindern), Blasenentzündung (das Kind hat häufigen und plötzlichen Harndrang, wenig Urin; es schreit vor, während und nach dem Wasserlassen)
- ❖ Mandelentzündung (Kind hat großen Durst; Rachen voller zähem Schleim)
- ❖ Sonnenbrand, leichte Verbrennungen

Capsicum (Spanischer Pfeffer, Paprika)

- ❖ Bettnässen (als Folge von Heimweh; kommt häufig vor bei Heimkindern, Scheidungskindern, bei Urlaub in fremder Umgebung)

Carbo vegetabills (Holzkohle)

- ❖ Durchfall nach fettem Essen, Säuglingskoliken (Beine kalt bis hoch zu den Knien, Trommelbauch, blasses Gesicht, das Kind schreit während des Trinkens)
- ❖ Unverträglichkeit von Nahrungsmitteln (besonders ausgeprägt ist die Abneigung gegen Milch und auch gegen fette Speisen)

Cardiospermum (Herzsame)

- ❖ Entzündliche Haut- und Schleimhautreaktionen
- ❖ Trockene Neurodermitis
- ❖ Allergischer Schnupfen

Besitzt Breitenwirkung und wird auch als „homöopathisches Kortison“ bezeichnet

Causticum (Ätzstoff)

- ❖ Stottern
- ❖ Für schwächliche, leicht ermüdbare Kinder (oft Augenringe)

Kleine Chamomilla-Patienten beruhigen sich am besten, wenn man sie auf den Arm nimmt und herumträgt.

Chamomilla (Echte Kamille)

- ❖ Blähungen
- ❖ Blähungskolik mit aufgetriebenem Oberbauch
- ❖ Durchfall (auch zur Zeit der Zahnung; der Stuhl ist grün-schleimig)
- ❖ Fieberhafte Infekte (unruhiger Schlaf; Frost und Fieber wechseln; Schreianfälle; Haut feucht und heiß)
- ❖ Mittelohrentzündung (Wange der betroffenen Seite heiß)
- ❖ Säuglingskoliken (das Kind hat ein knallrotes Gesicht, es schreit laut und zieht die Beine an, Kopf heiß, rot, feucht)
- ❖ Schlafstörungen (das Kind wehrt sich mit aller Kraft dagegen, ins Bett gebracht zu werden)
- ❖ Schreikinder (unerträglich schrilles Schreien; Verschlimmerung nachts; bei Kindern, die nach Kamillentee noch stärker schreien, Dosierung erst ab D12)
- ❖ Wutanfälle (Kinder schlagen um sich, werfen sich auf den Boden)
- ❖ Zahnungsbeschwerden (eine Wange rot und heiß, die andere blass und kalt; Zahnfleisch rot und geschwollen)

Chamomilla beruhigt: bei Schlafstörungen und Wutanfällen.

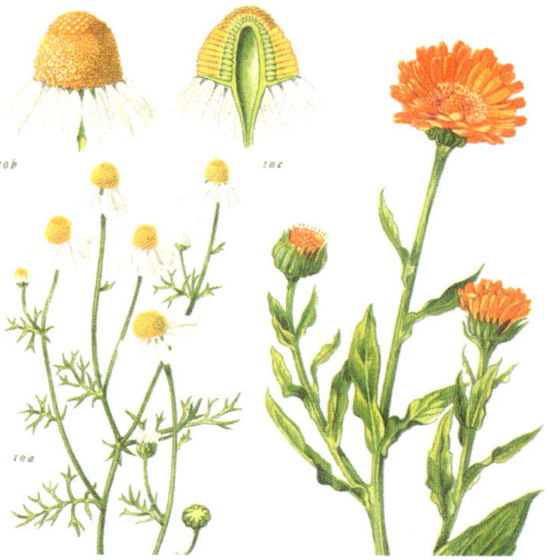

Chelidonium (Schöllkraut)

❖ Durchfall
(typisch ist die dick gelb belegte Zunge)

China (Chinarindenbaum)

❖ Durchfall (bald nach dem Essen, viele Blähungen, oft jeden zweiten Tag)
❖ Erbrechen
(Stunden nach der Mahlzeit)
❖ Kopfschmerz
(tritt oft periodisch auf)

Clematis erecta (Aufrechte Waldrebe)

❖ Juckende Hautausschläge (bevorzugt im Gesicht und an der Haargrenze; neigen zu Eiter)

Cocculus (Kockelskörner)

❖ Reisekrankheit
❖ Übelkeit beim Autofahren und Seekrankheit

Coccus cacti (Koschenille-Laus)

❖ Keuchhusten (purpurrotes Gesicht; nach Anfall Erbrechen oder auch Aushusten von zähem, fadenförmigem Schleim)

Coffea (Kaffee)

❖ Schlafstörungen
(Kinder aktiv, redselig, leicht erregbar)

Colchicum (Herbstzeitlose)

❖ Erbrechen (Geruch und Anblick der Speisen verursachen bereits Übelkeit

Colocynthis (Koloquinte)

❖ Bauchschmerzen, krampfartige Schmerzen
(Kind krümmt sich vor Schmerzen, besonders schlimm sind die Beschwerden nach der Nahrungsaufnahme)

Wenn Sie mit Ihrer Familie auf Reisen sind, sollte Cocculus im Gepäck nicht fehlen: Es hilft ausgezeichnet gegen verschiedene Arten der Reisekrankheit.

Das homöopathische Arzneimittel Drosera, ein bewährtes Mittel bei Keuchhusten, wird aus frischem, blühendem Sonnentau bereitet.

Corallium rubrum (Edelkoralle)

- Husten (ununterbrochene kleine Hustenstöße)

Cuprum metallicum (Kupfer)

- Erbrechen (die Flaschennahrung wird schon von Geburt an erbrochen)
- Keuchhusten (das Kind ist während des Anfalls blau im Gesicht, danach erschöpft und blass)
- Stottern (unruhige Kinder mit Krampfneigung)
- Unruhige Schreikinder (das Kind schreit unaufhörlich und verschluckt sich beim Saugen)
- Wutanfälle (Brüllen bis zur Atemlosigkeit)

Drosera (Sonnentau)

- Keuchhusten (Gesicht purpurrot bis bläulich im Anfall, oft Nasenbluten, Erbrechen; nach Anfall sind Kinder nicht erschöpft)

Dulcamara (Bittersüß)

- Allergischer Schnupfen (feuchte Kälte verschlimmert ihn, dann ist die Nase verstopft; verkrustete Nasenöffnungen, entzündete Lidränder)
- Blasenentzündung (Harndrang mit häufigen Entleerungen, wenn Nässe und Kälte Beschwerden verschlimmern)
- Durchfall (Durchfälle bei nasskaltem Wetter)
- Nesselsucht (wird durch Kälte ausgelöst oder verschlimmert)

Echinacea angustifolia (Schmalblättrige Kegelblume)

- Fieberhafte Infekte (bei allmählichem Beginn)
- Wenn andere Mittel nicht passen; stärkt die körpereigenen Abwehrkräfte
- Verstopfung (mit eitrigem Ausschlag)

Eupatorium perfoliatum (Wasserhanf)

- ❖ Fieberhafter Infekt (mit allmählichem Beginn; auffallend sind die untypischen Fieberzeiten, das Fieber ist morgens am höchsten)

Euphrasia (Augentrost)

- ❖ Allergischer Schnupfen (mit sehr starker Augenbeteiligung)
- ❖ Lichtscheu (scharfe Tränen, milder Schnupfen)
- ❖ Bindehautentzündung (reichlicher Tränenfluss, Kind blinzelt ständig)
- ❖ Masern (wenn gleichzeitig starke Bindehautentzündung besteht)
- ❖ Schnupfen (scharfe Tränen, milder Schnupfen)

Ihrem Kind Euphrasia zu geben erscheint immer dann sinnvoll, wenn neben anderen Beschwerden auch die Augen mit betroffen sind.

Ferrum phosphoricum (Phosphorsaures Eisen)

- ❖ Fieberhafte Infekte (bei allmählichem Beginn)
- ❖ Typisches Mittel für Kinder, die zu Nasenbluten und Mittelohrentzündung neigen
- ❖ Kopfschmerz (Kinder frösteln oft und haben kalte Extremitäten)
- ❖ Masern (im Stadium exanthemicum; rotes Gesicht im Liegen, blass beim Aufrichten)
- ❖ Mittelohrentzündung (ein Ohr gerötet)
- ❖ Zahnungsbeschwerden (Zahnfleisch dick, rot, glänzend; Fieber und Unruhe, Durchfall; Gesicht blass oder rot)

Galphimia (Galphimia glauca)

- ❖ Allergischer Schnupfen
- ❖ Besitzt eine bewährte Breitenwirkung

Gelsemium (Wilder Jasmin)

- ❖ Ängstlichkeit (Angst vor Prüfungen, Schlaflosigkeit)

Alle empfohlenen Mittel bekommen Sie – manchmal nur auf Bestellung – in der Apotheke. Beachten Sie bei der Anwendung bitte die in diesem Ratgeber gegebenen Hinweise, oder lassen Sie sich von einem Homöopathen beraten.

- ❖ Bettnässen, Einnässen (Folge von Gefühlserregung, Einnässen bei Beginn, auch nach einem aufregenden Ereignis; Lampenfieber)
- ❖ Durchfall/Erbrechen (nervöse Reaktion vor Aufregungen und Prüfungen)
- ❖ Fieberhafte Infekte, bei allmählichem Beginn (Auslöser ist häufig Abkühlung ein bis zwei Tage vor Beginn des Infekts; das Kind ist benommen, zittert wegen Kälteschauern; der Infekt bricht oft als scharfer, brennender Fließschnupfen aus)
- ❖ Kopfschmerz (die Kinder fühlen sich matt und schwach; Schmerz vor allem am Hinterkopf)
- ❖ Schnupfen (am Beginn eines fieberhaften Infekts, wenig Fieber, reichlich Nasensekret)
- ❖ Stottern (Folge von großer Aufregung und/oder Schrecken; Besserung durch frische Luft)

Glonoinum (Nitroglycerin)

- ❖ Sonnenstich (das Kind hat das Gefühl, als sei der Kopf viel zu groß; es fühlt sich schwindelig)

Graphites (Graphit, Reissblei)

- ❖ Kopfgrind (gelb-klebriges Sekret, wenig oder kein Juckreiz)
- ❖ Neurodermitis (indiziert bei der trockenen Form; rauhe, derbe, krustige Haut, honigartige Absonderungen am Kopf, unmäßige Esslust, schwerfällig, traurig, ängstlich; Verschlimmerung durch Kälte)
- ❖ Verstopfung (knollige, stinkende Stühle mit Schleimauflagerung)

Hepar sulfuris (Kalkschwefelleber)

- ❖ Herpes labialis (Lippenherpes; vor allem dann geeignet, wenn Herpesbläschen mit Eiter gefüllt sind)

- Eitrige Hautausschläge (Verschlimmerung durch Kälte und Berührung, Besserung durch Wärme)
- Mandelentzündung (verhindert Abszessbildung bei schwacher Abwehrleistung; splitterartige Schmerzen; Zustand wird schlimmer durch trockene Kälte, bessert sich durch feuchte Wärme)
- Schnupfen (Nasensekret erst flüssig, später dick und übel riechend; schorfige Krusten an Nasenöffnungen)

Hyoscyamus (Bilsenkraut)

- Nächtlicher Reizhusten (Husten tritt meist sofort nach dem Hinlegen auf; Hyoscyamus wird auch „homöopathisches Kodein" genannt)

Hypericum perforatum (Johanniskraut)

- Hitzepickel (Sonnenallergie; hirsekornähnliche, kleinknotige Bläschen)
- Nervenverletzungen (gequetschte Finger nach Stürzen)
- Rückenschmerzen (scharf und stechend durch Verletzung)
- Splitterverletzungen (Mittel der ersten Wahl)

Ignatia (Ignatiusbohne)

- Durchfall/Erbrechen
- Nervöses Erbrechen bei Säuglingen und Kleinkindern (Flaschennahrung wird abgelehnt, Verlangen nach Schwerverdaulichem)
- Verstopfung (als Folge von Eifersucht oder Schrecken)
- Wutanfälle (Kinder mit häufigen Stimmungsschwankungen; Anfälle dauern nur kurz an)

Ipecacuanha (Brechwurz)

- Durchfall
- Schleimige, schaumige Stühle

Ipecacuanha trägt seinen exotisch klingenden Name zurecht. Dieses Mittel wird aus den getrockneten Wurzeln eines immergrünen Strauches gewonnen, der in Brasilien beheimatet ist.

Wenn Sie ihr Kind homöopathisch behandeln, sollte es in dieser Zeit möglichst keine Süßigkeiten und keine Pfefferminze zu sich nehmen. Dies könnte die Wirkung schwächen oder sogar aufheben.

- Erbrechen
  (ständige Übelkeit, die durch Erbrechen nicht besser wird)
- Keuchhusten (das Kind hat zuerst ein blasses Gesicht, das im Anfall kurz rot oder blaurot wird; nach dem Anfall ist es erschöpft, erholt sich aber rasch wieder)

Jalapa (Jalapenknolle)

- Durchfall (nur nachts, mit heftigem Schreien)

Justicia (Indischer Nussbaum)

- Husten (erstickende Hustenanfälle, sehr zäher Schleim, erschwertes Abhusten mit Würgen und Erbrechen)

Kalium bromatum (Kaliumbromid)

- Durchfall (mit grünem, wässrigem Stuhlgang, Durchfall bei Zahnung; typisch sind die unruhigen Hände)
- Schlafstörungen
  (Herumwerfen im Bett, Zähneknirschen;
  das Kind fährt aus dem Schlaf auf, ohne richtig wach zu werden, besonders zwischen 17 und 22 Uhr)
- Schreikinder (auffallend unruhige Hände, Kratzspuren im Gesicht; das Kind schreit vor allem zwischen 18 und 21 Uhr)
- Stottern (speziell für unruhige Kinder, deren Hände ständig in Bewegung sind)

Kalium jodatum (Kaliumjodid)

- Allergischer Schnupfen
- Wässriger, beissender Schnupfen; starke Bindehautentzündung mit vielen Tränen
  (Verschlimmerung im warmen Zimmer)

Ledum (Sumpfporst)

- Tierbisse, die punktförmige Wunden hinterlassen
  (verletzte Stellen sind kalt)

Lycopodium (Bärlapp)

- Blähungen, Blähungskolik (stark geblähter Leib)

- Säuglingskoliken (das Kind schreit zwischen 16 und 20 Uhr; Urin ist rötlich, Stuhl hart und trocken)

- Schreikinder (das Kind hat viele Blähungen, trinkt abends schlechter; schreit vor allem zwischen 16 und 20 Uhr)

- Verstopfung (harte, trockene Stühle)

- Wutanfälle (vorzugsweise bei intelligenten, unleidlichen Kindern, die keinen Widerspruch vertragen)

Magnesium carbonicum (Basisches Magnesiumkarbonat)

- Erbrechen und/oder Durchfall (Erbrochenes, Stühle und Schweiß riechen sauer; Milchunverträglichkeit)
- Säuglingskoliken bei Stillkindern (die Kinder ziehen die Beine an den Bauch, schwitzen stark und schreien wütend)

Magnesium muriaticum (Magnesiumchlorid)

Verstopfung bei Brustkindern (Stühle bröckelig, hell, trocken)

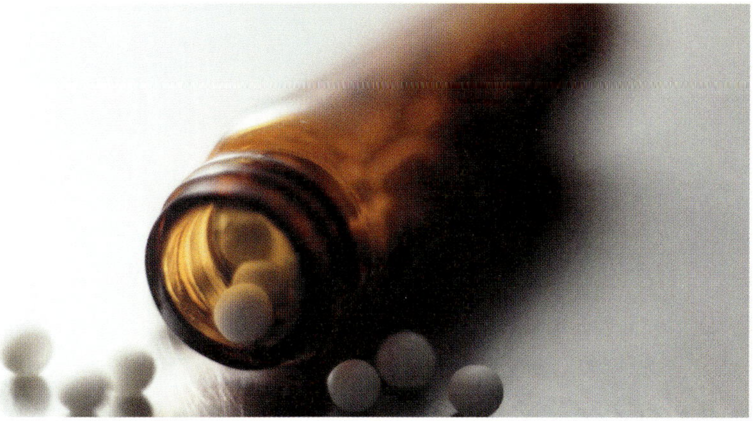

Bei Säuglingen, die unter Blähungen leiden und/oder sehr viel schreien, kann Lycopodium Linderung verschaffen.

Globuli heißen die auf Zuckerkügelchen aufgetragenen homöopathischen Mittel in Pillenform.

Bei Nasenbluten können Sie zusätzlich zur Gabe von Natrium nitricum auch kalte Umschläge im Nacken machen. Das Kind sollte außerdem mit leicht nach vorne gebeugtem Kopf sitzen, damit es das Blut nicht schluckt.

Magnesium phosphoricum (Magnesiumhydrogenphosphat)

- ❖ Mittelohrentzündung (nach kalter Zugluft, Schwimmen im kalten Wasser)

Mercurius solubilis (Quecksilber)

- ❖ Mandelentzündung (Mandeln dunkel- bis bläulichrot, geschwollen; Zunge schmutzig belegt und geschwollen; Wärme verschlimmert die Schmerzen)
- ❖ Mumps (reichlicher übelriechender Speichel)

Natrium carbonicum (Trockenes Natriumkarbonat)

- ❖ Durchfall (nach Genuss von Milch und Gemüse)

Natrium muriaticum (Natriumchlorid, Kochsalz)

- ❖ Durchfall (wässrig, viel Durst, Verlangen nach Salzigem)
- ❖ Herpes labialis (Lippenherpes; Herpesbläschen treten immer im Sommer oder während eines Urlaubs am Meer auf)
- ❖ Hitzepickel (Sonnenallergie; nesselartige, bläschenartige oder herpesähnliche Ausschläge; schlimmer durch Sonne und am Meer)
- ❖ Kopfschmerzen bei Schulkindern (Schmerz vor allem in der Stirngegend)
- ❖ Verstopfung bei Säuglingen und älteren Kindern (Stühle sind trocken; die Kinder haben viel Durst und Verlangen nach Salzigem)

Natrium nitricum (Natriumnitrat)

- ❖ Nasenbluten

Natrium phosphoricum (Natriummonohydrogenphosphat)

- ❖ Blähungen (Kot und Schweiß riechen oft säuerlich)

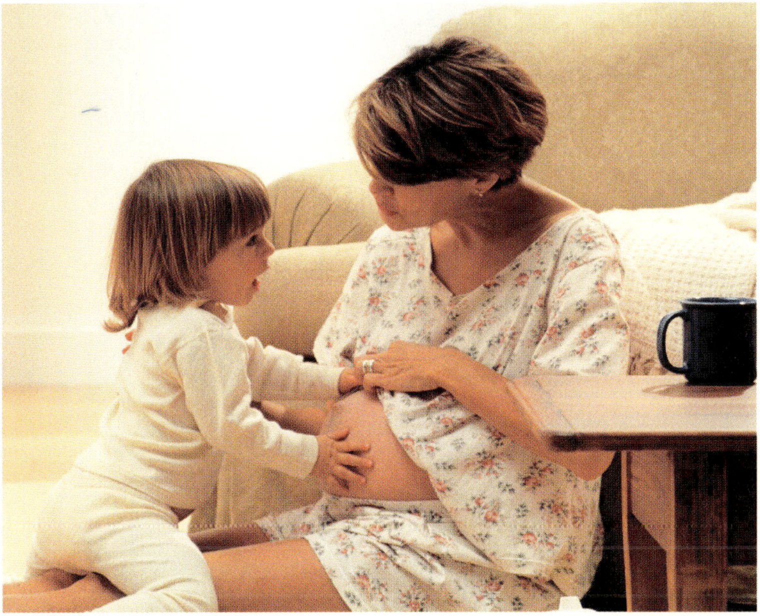

Schlafstörungen kann man mit Brechnuss begegnen.

Natrium sulfuricum (Entwässertes Natriumsulfat)

- Durchfall (wässriger Stuhlgang mit Bröckchen, vorwiegend morgens, übelriechende Blähungen)
- Schnupfen (bei Säuglingen, grün-gelbes, dickes Nasensekret)

Nux vomica (Brechnuss)

- Bauchweh und/oder Blähungen und/oder Durchfall (nach verdorbenen Speisen und Durcheinanderessen)
- Hautausschlag nach Arzneimitteleinnahme (eignet sich bei allen Unverträglichkeiten von Arzneimitteln, die sich in Form von Hautausschlägen äußern)
- Nervöse Unruhe (Tobsuchtsanfälle, leichter Schlaf)
- Schlafstörungen (treten zwischen 2 und 5 Uhr morgens auf) Schnupfen (milder Fließschnupfen, Nase läuft tagsüber, nachts verstopft)

Homöopathische Mittel bewahrt man kühl (aber nicht im Kühschrank) und vor Licht geschützt auf. Dann sind sie jahrelang haltbar. Das Verfallsdatum ist übrigens auf den Fläschchen vermerkt.

- Übelkeit (häufig nach Stress) Verstopfung (der Stuhl ist klein, kugelig, dunkel und oft auch hart) Wutanfälle (das Kind ist außerordentlich reizbar, nach Wutausbruch hat es oft Verdauungsstörungen)

Wenn Sie Ihr Kind mit Opium behandeln, brauchen Sie sich keine Sorgen zu machen: Eine Gewöhnung oder gar Abhängigkeit von diesem homöopathischen Mittel ist unmöglich.

Oleander

- Durchfall (Stühle unverdaut, viele Blähungen)

Onosmodium (Falscher Steinsamen)

- Augenbeschwerden
  (Augenschmerz ist oft verbunden mit Kopfschmerz)

Petroselinum (Krause Blattpetersilie)

- Blasenentzündung
  (Kinder haben großen Harndrang, können Urin auch kurze Zeit nicht halten)

Opium (Schlafmohn)

- Bettnässen als Folge von Schrecken
  (rotes Gesicht bei Erregung)
- Stuhlverstopfung
  (mit trockenen, harten, schwarzen Kotballen)
- Durchfall/Erbrechen/Verstopfung
  (als Folge von erlebtem Schrecken)
- Stottern
  (in Folge von Schrecksituationen)

Phosphorus (Gelber Phosphor)

- Ängstlichkeit
- Konzentrationsschwäche
  (Kind ist durch geistige Arbeit schnell erschöpft)
- Hautausschläge nach Antibiotikagabe
- Hitzepickel
  (Sonnenallergie; hirsekornähnlicher, bläschenartiger, schuppiger, trockener Ausschlag; charakteristisch ist die Neigung zu blauen Flecken)

- ❖ Auch bei Psoriasis geeignet
- ❖ Kopfschmerzen und/oder Konzentrationsschwäche (Kinder sind durch geistige Arbeit rasch erschöpft)
- ❖ Stottern (bei mageren, schwächlichen, schnell gewachsenen Kindern)

Phytolacca (Kermesbeere)

- ❖ Mandelentzündung (stechende Schmerzen, die zum Ohr ausstrahlen; rechte Seite oft stärker befallen)
- ❖ Besonders hilfreich bei Seitenstrang-Angina (Verschlimmerung durch warme, Besserung durch kalte Getränke)

Podophyllum (Maiapfel)

- ❖ Durchfall (spritzend abgegeben, stinkt)
- ❖ Zahnungsbeschwerden (beide Wangen sind rot; übelriechender Durchfall, Stühle gelb-schleimig)

Pulsatilla (Wiesenküchenschelle)

- ❖ Bettnässen (als Reaktion auf zu viel Tadel; häufiger Harndrang)
- ❖ Bindehautentzündung (tritt in Verbindung mit Erkältung auf)
- ❖ Blasenentzündung (nach Einwirkung von Kälte und Nässe)
- ❖ Hitzepickel (Sonnenallergie; nesselartiger oder pickelartiger Ausschlag, oft an Nacken und Schultern)
- ❖ Husten (am Morgen locker, Schleim kann abgehustet werden; abends trocken, krampfartig)
- ❖ Masern (im Stadium exanthemicum; dicke, gelbe, milde Sekrete in Auge und Nase, Rachen)

Rheum (Chinesischer Rhabarber)

- ❖ Durchfall (vor allem im Sommer nach dem Verzehr von unreifem Obst, aber auch bei Zahnung)

Wenn sich die Bindehautentzündung nach zweitägiger Behandlung nicht gebessert hat, gehen Sie besser mit Ihrem Kind zum Arzt.

Lippenherpes ist eine ausgesprochen häufige Erkrankung, die leider immer wiederkehren kann. Sie wird durch den Herpes-Simplex-Virus verursacht.

Rhus toxicodendron (Giftsumach)

- Herpes labialis
  (Lippenherpes; Herpesbläschen treten nach fieberhaftem Infekt, Erkältung oder Magen-Darm-Verstimmung auf)
- Nervöse Unruhe (die Kinder sind immer in Bewegung; es kommt zu Unwohlsein, wenn sie länger stillhalten müssen)
- Rückenschmerzen
  (Schmerzen im Bereich der Lendenwirbelsäule, besonders wenn das Kind sich in Bewegung setzt)

Rumex (Krauser Ampfer)

- Durchfall
  (in Verbindung mit Reizhusten)
- Trockener Kitzelhusten (manchmal kommt es beim Husten zu unfreiwilligem Harnabgang)

Robinia (Akazie)

- Unverträglichkeit von Nahrungsmitteln
  (Kinder vertragen kein Fett)

Ruta (Weinraute)

- Bindehautentzündung
  (wird bewirkt durch Überanstrengung der Augen)

Sabadilla (Mexikanisches Läusekraut)

- Allergischer Schnupfen
- Heuschnupfen im Sommer, Erkältungsschnupfen im Winter
  (Gaumen juckt; Kälte verschlimmert die Beschwerden)
- Schnupfen allgemein
  (wechselseitig ist immer eine Nasenseite verstopft; zuerst wird dünnes, dann dickes Sekret abgesondert)

Sambucus nigra (Schwarzer Holunder)

- Schnupfen bei Säuglingen
  (sie können wegen verstopfter Nase nicht trinken)

Sarsaparilla (Sarsaparillawurzel)

❖ Blasenentzündung (Schmerzen gegen Ende des Wasserlassens, Urin nur in kleinen Mengen)

Selenium (Selen)

❖ Juckende Hautausschläge (vor allem an den Händen; kommt jedes Frühjahr; durch Sonnenbestrahlung schlimmer)

Sepia (Tintenfisch)

❖ Erbrechen (Übelkeit morgens schlimmer, Verlangen nach sauren Speisen)

Silicea (Kieselsäure)

❖ Glassplitterverletzungen (Silicea fördert das Abstoßen)
❖ Verstopfung (Stuhl tritt hervor und schlüpft wieder zurück)

Spongia (Badeschwamm)

❖ Kruppöser Husten (heisere, rauhe Stimme; Kehlkopf sehr berührungsempfindlich)

Sticta pulmonaria (Lungenflechte)

❖ Husten (trocken und hackend; lange Hustenperioden, wenn einmal ausgelöst; Nase verstopft)
❖ Masern (im Stadium catarrhale; Entzündung beginnt in der verstopften Nase)

Stramonium (Stechapfel)

❖ Schlafstörungen (die Kinder wollen nicht ohne Licht einschlafen; sie haben Angst vor Dunkelheit)
❖ Stottern
❖ Wutanfälle (intensiv rote Wangen und Ohren, glänzende Augen; die Kinder leiden unter Stimmungswechsel wie bei Ignatia; siehe Seite 131)

Wenn Ihr Kind Angst vor der Dunkelheit hat, hilft ein kleines Nachtlicht - und die Gabe von Stramonium.

Stechapfel hilft bei Schlafstörungen und Wutanfällen.

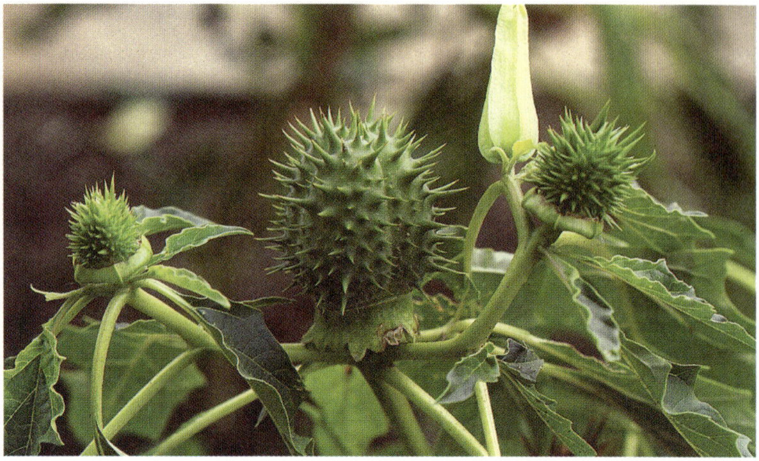

Sulfur wird häufig bei Hautproblemen eingesetzt, vor allem dann, wenn diese mit Juckreiz einhergehen.

Sulfur (Schwefel)

- ❖ Blähungen und/oder Durchfall (der Durchfall macht wund, die Blähungen riechen nach faulen Eiern)
- ❖ Hautausschläge (starkes Jucken wird durch Bettwärme, Wasser und wollene Kleidung bewirkt; nach dem Kratzen geht das Jucken in Brennen über; die Haut ist trocken, spröde, rissig)
- ❖ Juckreiz (Sulfur ist das am häufigsten angezeigte Mittel bei Säuglingen)
- ❖ Masern (wenn sich Exanthem, der typische Hautausschlag bei Masern, nicht entwickelt)
- ❖ Milchschorf (begleitet von starkem Juckreiz)
- ❖ Schlafstörungen (unangenehm heiße Füße im Bett)
- ❖ Verstopfung (der Stuhl wird aus Angst vor Schmerzen zurückgehalten)

Symphytum officinale (Beinwell)

- ❖ Prellungen des Auges, Knochenverletzungen (nach einem Schlag und stumpfer Gewalteinwirkung)

Tabacum (Tabak)

- ❖ Erbrechen
- ❖ Übelkeit mit kaltem Schweiß, Herzklopfen

Taraxacum (Löwenzahn)

- ❖ Durchfall/Erbrechen
- ❖ Nach dem Verzehr von fetten Speisen

Urtica urens (Brennnessel)

- ❖ Juckende Hautausschläge (grundsätzlich treten die Ausschläge periodisch bei Wetterwechsel auf)
- ❖ Nesselsucht (die Beschwerden können periodisch bei Wetterwechsel auftreten)
- ❖ Stichverletzungen, Tierbisse, Insektenstiche (bei Quaddelbildung um die Stichstelle mit starkem Brennen)
- ❖ Verbrennungen (wenn sich danach kleinere Blasen bilden)

Veratrum album (Weiße Nieswurz)

- ❖ Durchfall (wässrig; die Kinder sind sehr erschöpft)

Homöopathische Tropfen enthalten Alkohol und sind deshalb für Kinder ungeeignet. Am idealsten sind Streukügelchen oder Globuli. Sie können Ihrem Kind aber auch zerkleinerte Tabletten geben.

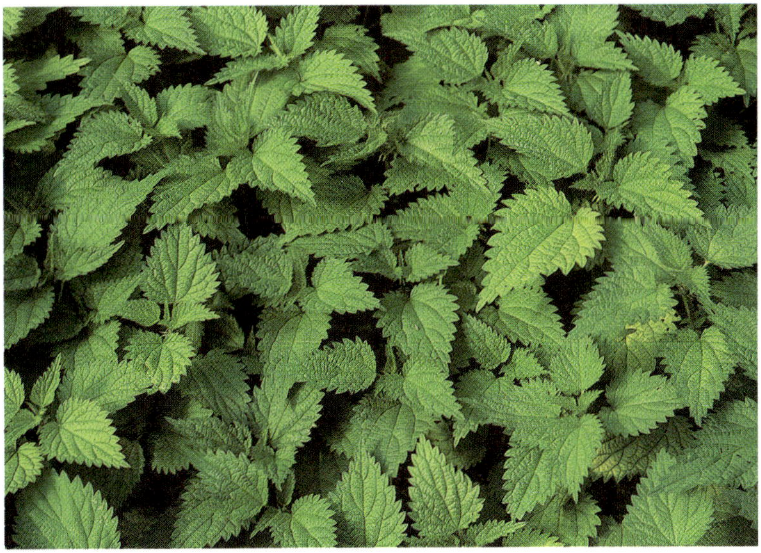

Brennnesseln in freier Natur erzeugen Juckreiz, wenn man sie berührt - als homöopathisches Mittel wirken sie gegen juckende Hautausschläge.

Über dieses Buch

Projektkoordination:
Stefanie Rödiger

Bildredaktion:
Michael Volkert-Bötsch

Layout & Satz:
Medienagentur Drews

Herstellung:
JUNG MEDIENPARTNER, Niedernhausen

Reproduktion:
Lithotronic, Frankfurt

Druck:
Neografia, Martin

Printed in Slovakia

Printed in Germany

ISBN: 3 8094 1260 0

Die Autorinnen des Buches

Dr. med. Maria Schiepeck ist Veterinärmedizinerin. Nach praktischer Tätigkeit als Tierärztin arbeitet sie heute als Lektorin und medizinische Fachjournalistin. Ihre Spezialgebiete Toxikologie, Umweltmedizin, Allergologie/Immunologie und Klassische Naturheilverfahren hat sie auch in einer Reihe eigener, bereits erschienener Bücher aufgegriffen.

Dr. rer. nat. Anita Schweiger ist Dipl. Biologin. Nach einer Weiterbildung zur Zeitschriftenredakteurin und einem Praktikum in einer ärztlichen Praxis publiziert sie als Buchautorin und freie Medizinjournalistin in Fachzeitschriften zu ihren Schwerpunktthemen wie Stoffwechselerkrankungen, Atemwegserkrankungen, Suchtkrankheiten, Umweltmedizin und Biomagnetismus.

Haftungsausschluss

Die Ratschläge / Informationen in diesem Buch sind von den Autoren und Verlag sorgfältig erwogen und geprüft, dennoch kann eine Garantie nicht übernommen werden. Eine Haftung der Autoren bzw. des Verlages und seiner Beauftragten für Personen-, Sach- und Vermögensschäden ist ausgeschlossen.

Bildnachweis

Comstock: 42, 135, F1 Online, Düsseldorf: 59, 77, Falken-Archiv: 93, 116, Falken-Archiv H.P. Oetelshofen: 111, 119, Falken-Archiv Hans Erhardt, München: 4 oben, 18, 22, 25, 29, 65, 121, Falken-Archiv Heidi Velten, Isny: 5 unten, 41, 53, 84, 87, Imagebank, Peter Turner: 49, Institut f. Geschichte der Medizin, München: 16, photodisc: 5 oben, 8, 11, 12, 30, 32, 35, 38, 43, 69, 75, 81, 108,116,133, Reinhard-Tierfoto, Heiligkreuzsteinach: 62, 99, 123, 14, 141

Der Text dieses Buches entspricht den Regeln der neuen deutschen Rechtschreibung.

Literatur

Bruchmann, Julia: So heilen Sie Allergien bei Kindern. Midena Verlag. Augsburg, 1998

Helfferich, Michael / Hohenester, Walther: Homöopathische Hausapotheke. Südwest Verlag GmbH & Co. KG. München, 1997

Imhäuser, Hedwig: Homöopathie in der Kinderheilkunde. Aus der Praxis für die Praxis. Karl F. Haug Verlag GmbH & Co. Heidelberg

Stumpf, Werner: Kinder mit Homöopathie natürlich behandeln. Gräfe und Unzer. München, 1997

Thielke, Wolfgang: Das praktische Kursbuch Hausmittel. Krankheiten vorbeugen, erkennen und selbst behandeln. Weltbild Buchverlag. Augsburg, 1998

Stichwortregister

A

B

C

D

E

F

G

H

I

J